Die Radiologische Klinik

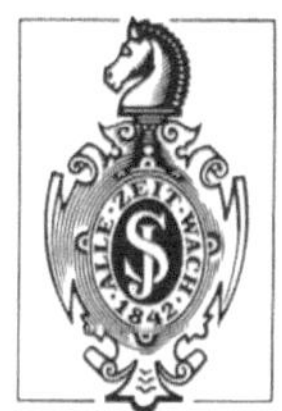

Claus Claussen   Bernd Lochner

Dynamische Computertomographie

Grundlagen und klinische Anwendung

Mit 71 Abbildungen

Springer-Verlag
Berlin Heidelberg New York Tokyo 1983

Priv.-Doz. Dr. med. CLAUS CLAUSSEN
Radiologische Klinik und Poliklinik, Universitätsklinikum
Charlottenburg der Freien Universität Berlin,
Spandauer Damm 130, 1000 Berlin 19

Dr. med. BERND LOCHNER
Arzt für Radiologie, Kreuznacher Straße 42,
7000 Stuttgart 50

ISBN-13: 978-3-540-12526-6   e-ISBN-13: 978-3-642-69171-3
DOI: 10/1007/978-3-642-69171-3

Satz und Druckarbeit: Beltz, Offsetdruck Hemsbach/Bergstr.
Bindearbeiten: Schäffer/Grünstadt
Reproduktion der Abbildung: Gustav Dreher GmbH/Stuttgart
2121/3130-543210

Vorwort

Die seit 1975/76 in der klinischen Diagnostik eingesetzte Ganzkörpercomputertomographie hat einen gewissen Entwicklungsend-
punkt erreicht. Aus diesem Grunde erschienen in den letzten
Jahren folgerichtig etliche Lehrbücher, die sich mit dem Einsatz
der Computertomographie beschäftigt haben. In diesem Zusammenhang möchten wir an die ausgezeichneten und für den klinisch
tätigen Radiologen hilfreichen Bücher von Kazner et al. (1981),
Baert et al. (1980), Friedmann et al. (1981), Hübener (1981) und
schließlich an das ausgezeichnete systematische Lehrbuch von
Wegener (1981) erinnern.

Durch den Einsatz von Kontrastmitteln kann bei vielen Fragestellungen eine höhere diagnostische Aussage erreicht werden. Schon
kurz nach Einführung der Computertomographie wurde deutlich,
daß durch Kontrastmittel die diagnostische Wertigkeit, v.a. im
Hirnbereich verbessert werden kann.

Ein eindrucksvolles wissenschaftliches Symposion über die
Anwendung von Kontrastmitteln in der Computertomographie
fand 1981 in Berlin unter der Leitung von R. Felix, E. Kazner und
O. H. Wegener statt, wo zahlreiche Kolleginnen und Kollegen aus
den USA und Europa die Bedeutung der Kontrastmittelanwendung für die einzelnen Organe und Organbereiche hervorhoben.
Aufgrund der Weiterentwicklung der computertomographischen
Technik, besonders durch Verkürzung der Scanzeiten und Erhöhung der Scanfrequenzen, sind in letzter Zeit zahlreiche Publika-
tionen über die Anwendung der dynamischen Computertomographie erschienen. So entstand bei den Autoren dieses Buches die
Idee, einen Überblick über die diagnostischen Möglichkeiten der
dynamischen Computertomographie in den verschiedenen Organen zu geben. Seit Anfang 1980 wurde mit einem modernen CT-
Gerät der 3. Generation in der radiologischen Klinik des Klinikums Charlottenburg der Freien Universität Berlin bei über 1000
Patienten zusätzlich gezielt eine dynamische Computertomographie durchgeführt. Die Erfahrung der Autoren beruht auf einer
über 7jährigen Arbeit in der Ganzkörpercomputertomographie,
die Anfang 1976 in Heidelberg mit einem 2,5-min-Gerät begann.

Danken möchten wir Herrn Professor Dr. K. zum Winkel, Herrn
Prof. Dr. R. Felix und Herrn Prof. Dr. E. Kazner, die die Arbeit
in der Computertomographie ermöglicht und großzügig gefördert
haben.
Viele Kolleginnen und Kollegen, Mitarbeiterinnen und Mitarbeiter der radiologischen Klinik des Klinikums Charlottenburg der
Freien Universität haben zum Gelingen dieses Buches beigetragen.
Ihnen allen gilt unser Dank.
Stellvertretend seien Herr Michael Meuser, Herr Dr. Thomas
Weiss, Herr Dr. Chester Avilés, Frau Dr. Christiane Pfretzschner, Herrn Priv.-Doz. Dr. Dietrich Banzer, Frau Margitta
Schrul, Frau Brigitte von Balluseck, Frau Timm und Frau Heymann erwähnt.
Ganz besonders möchten wir unserem Mitarbeiter Herrn Dr.
Rüdiger Schmiedel danken, der in den letzten Jahren mit uns die
dynamischen CT-Untersuchungen ausgewertet hat.
Weiterhin danken wir Herrn Dr. Ulrich Speck, Herrn Dr. Hans-Jürgen Weinmann, Herrn Dr. Hans-Peter Niendorf und Herrn
Dr. Willi Kalender für die zahlreichen Gespräche und Hinweise,
die wesentlich zum Gelingen dieses Buches beigetragen haben.
Außerdem danken wir Frau Schnedler-Czemper und Frau Hintz
für ihre Mühe bei der Herstellung des Manuskripts. Schließlich
möchten wir dem Springer-Verlag unseren Dank sagen, der durch
seinen unkonventionellen Einsatz dieses Buch möglich machte.

Für die Überlassung von Bildbeispielen danken wir:

Herrn Dr. J. Buck, Radiologische Abt., Katharinenhospital Stuttgart

Herrn Dr. E. Grabbe, Radiologische Universitätsklinik, Hamburg-Eppendorf

Herrn Dr. M. Heller, Radiologische Universitätsklinik, Hamburg-Eppendorf

Herrn Dr. H. Traupe, Radiologische Universitätsklinik, Hamburg-Eppendorf

Herrn Dr. med. habil. H. Treugut, Radiologische Abt., Katharinenhospital Stuttgart

Berlin, Stuttgart im Februar 1983   Claus Claussen,
                                                      Bernd Lochner

Inhaltsverzeichnis

1 Einleitung

Die hohe Dichteauflösung der Computertomographie (CT) ermöglicht es, unterschiedlich dichte Gewebsstrukturen innerhalb parenchymatöser Organe sichtbar zu machen und die Dichtedifferenz zu bestimmen.

Dennoch können umschriebene Läsionen übersehen werden, wenn Größe und Dichtedifferenz zur Umgebung zu gering sind, wobei die Größe einer noch nachweisbaren Läsion von der Dichtedifferenz abhängig ist. Es ist z. B. möglich, kleine kalkdichte Areale von ca. 1 mm Durchmesser in der Leber darzustellen, während größere Tumoren von mehreren Zentimetern Durchmesser bei gleicher oder nur gering unterschiedlicher Dichte zum umgebenden Gewebe nicht erkannt werden können, wenn es zu keinen Veränderungen der Organmorphologie kommt.

In der computertomographischen Abklärung von hirnorganischen Prozessen, insbesondere von Hirntumoren, gehört die intravenöse Kontrastmittel-(KM-)Applikation zu einem festen Bestandteil, da es durch Zerstörung der Blut-Hirn-Schranke bei vielen Tumorarten zu einer pathologischen KM-Anreicherung kommt, die häufig erst zu einem Nachweis des Tumors führt. Zum anderen ergeben sich durch das Ausmaß einer Kontrastierung Kriterien zur Differentialdiagnose.

Nach Einführung der Ganzkörper-CT bestand Unklarheit über den Nutzen einer KM-Gabe im Abdomen, da die Indikation für eine KM-Anwendung nicht so eindeutig ist wie im Hirnbereich. Von einigen Autoren wurde deshalb eine KM-Gabe z. B. in der Diagnostik von raumfordernden Leberprozessen für unnötig erachtet.

Durch die Entwicklung von Computertomographen mit Untersuchungszeiten von nur wenigen Sekunden wurde die Bildqualität wesentlich verbessert und die durch Bewegungen des Patienten hervorgerufenen Artefakte herabgesetzt. Dies veranlaßte verschiedene Arbeitsgruppen sich mit der Wertigkeit und Indikation der KM-Applikation in der CT zu beschäftigen und die Einsatzmöglichkeiten für unterschiedliche Fragestellungen zu erörtern.

Die Anhebung des Dichtegradienten zwischen einer umschriebenen Läsion und dem umgebenden normalen Gewebe bewirkt eine Verbesserung der Detailerkennbarkeit, was als wesentlicher Faktor der Kontrastmittelanwendung angesehen wird.

Die dynamische CT basiert auf der Forderung, eine möglichst große Anzahl von Bildern in einem möglichst kurzen Zeitabschnitt zu erstellen. Sie versucht, neben der Morphologie auch die Funktion des Organs zu erfassen. Hierzu werden nach KM-Applikation in schnell wiederholter Folge Aufnahmen einer Schicht erstellt und der zeitliche Verlauf der KM-Anreicherung beurteilt. Aus diesem Grunde wird zur Beantwortung der klinischen Fragestellungen eine schnelle Aufnahmefrequenz, eine quantitative Auswertung und eine einfache flexible und reproduzierbare Bedienung gefordert.

Bei schnellen Untersuchungszeiten und hoher Scanfrequenz besteht die Möglichkeit, die Dynamik der zeitlichen Kontrastanhebung vorwiegend in der Initialphase des KM-Einstroms nach intravenöser Bolusapplikation in Gefäßen und Organen zu beobachten und mit Hilfe von Zeit-Dichte-Messungen quantitativ zu erfassen.

Das Studium von zeitlichen Dichteänderungen nach KM-Gabe ermöglicht neben der Funktionsbeurteilung von Organen artdiagnostische Hinweise pathologischer Gewebsstrukturen. Für dynamische computertomographische Studien ist eine kurze KM-Bolusinjektion nötig, so daß hierfür nur nierengängige KM in Frage kommen. Lebergängige biliäre KM besitzen aufgrund ihrer hohen Plasmaalbuminbindung eine hohe Toxizität, die durch eine schnelle Applikation weiter gesteigert wird.

In vielen Fällen dient auch eine KM-Tropfinfusion der Verbesserung der Diagnostik in der CT. Dynamische CT-Studien sind dann aber in den meisten Organen, außer am Herzen, nicht möglich und werden deshalb in diesem Buch nur am Rande abgehandelt.

Es ist für die nichtinvasive dynamische CT und auch für die seit kurzem eingeführte digitale Subtraktionsangiographie von großem Interesse, wie sich nach rascher intravenöser KM-Injektion ein KM-Bolus im Gefäßsystem und in den Organen verteilt; insbesondere zu welchen Zeitpunkten und über welche Zeitdauer nach Injektion die höchste Kontrastverstärkung beobachtet wird, um so eine größtmögliche Steigerung des Dichtegradienten zum anfangs noch gering kontrastierten extravasalen Raum zu erreichen. Bei den dynamischen computertomographischen Studien innerhalb der 1. min ist deshalb vorwiegend das intravasale KM-Verhalten von Interesse. Vergleichbar der konventionellen Angiographie wird in der Frühphase dynamischer CT-Studien vorwiegend die intravasale und die in der Angiographie als „Parenchymphase" bezeichnete arteriovenöse KM-Passage durch die Kapillaren registriert. Die Betrachtung der extravasalen KM-Anreicherung hat erst in der späteren Phase Bedeutung, worauf schon mehrere Autoren in früheren Studien mit langsamen CT-Geräten hingewiesen haben.

Bisher liegen in der Literatur keine einheitlichen Angaben darüber vor, wie eine optimale Kontrastverstärkung erreicht werden kann. Dies bezieht sich einerseits auf die verwendeten KM-Arten und -Dosierungen und andererseits auch auf den Injektionsmodus.

Im theoretischen Teil dieses Buches (Kap. 1–5) soll deshalb dargelegt werden, welche Faktoren die Höhe und Dauer der Kontrastanhebung in Gefäßen und Organen beeinflussen. Darüber hinaus wird anhand von Zeit-Dichte-Messungen in den ersten Sekunden und Minuten über die initiale, vorwiegend vaskuläre Phase hinaus die spätere Diffusion und Verteilung des KM in den extravasalen Raum beschrieben.

Im klinischen Teil (Kap. 6–18) wird das Zeit-Dichte-Verhalten unterschiedlicher pathologischer Veränderungen an Organbeispielen demonstriert und dargelegt, daß mit Hilfe der dynamischen CT ein artspezifisches KM-Anreicherungsverhalten für einzelne Organläsionen vorhanden ist.

2 Physikalisch-technische Grundlagen

2.1 Schwächungskoeffizient

Die Schwächung der Röntgenstrahlen beim Durchtritt durch Materie ist von unterschiedlichen Wechselwirkungen, wie der photoelektrischen Absorption und Compton-Streuung, bestimmt. Abhängig ist die Schwächung eines Gewebes von seiner ihm eigenen chemischen Zusammensetzung, von der Dichte, der Röntgenstrahlenfilterung und der Spannung der Röntgenröhre. Die Schwächung der einfallenden Röntgenstrahlenintensität I_0 beim Durchstrahlen einer Schicht, z.B. des menschlichen Körpers mit der Dicke D, ergibt eine austretende Intensität I:

$$I = I_0 e^{-(\mu_E d)}$$

Dies gilt für die monoenergetische Strahlung der Energie E in einem homogenen Objekt. μ_E ist der lineare Schwächungskoeffizient der Strahlung mit der Energie E. Eine Verbreiterung der Schichtdicke und eine Erhöhung des linearen Schwächungskoeffizienten führt zu einer Verringerung der austretenden Strahlung I und bewirkt somit eine vermehrte Schwächung der Strahlung. Weiterhin ist ein Zusammenhang zwischen linearem Schwächungskoeffizienten und der Strahlungsenergie vorhanden. Je höher die Energie, desto niedriger ist der lineare Schwächungskoeffizient. Der lineare Schwächungskoeffizient μ wird für jedes Bildelement aus einer Vielzahl von Meßwerten aus verschiedenen Richtungen bestimmt. Dieser rekonstruierte Wert von μ ist also ein Effektivwert, der von der Größe, Form und Zusammensetzung des Objektes abhängig ist und als Schwächungswert einer bestimmten Effektivenergie anzusehen ist.

Im menschlichen Gewebe liegen die Schwächungskoeffizienten für Weichteilgewebe in der Nähe von Wasser; lediglich Knochensubstanz hat ein ca. doppelt so hohes μ wie Wasser; aufgrund seiner geringen Dichte kann das μ von Luft vernachlässigt werden. Hounsfield (1972) hat in Anlehnung an den linearen Schwächungskoeffizienten eine für die Bestimmung der Dichte des menschlichen Gewebes praktikable Skala definiert, die den relativen Schwächungskoeffizienten als sog. Dichtewert angibt. Die CT-Einheiten werden nach dem Erfinder der CT Hounsfield als Hounsfield-Einheiten (HE) bezeichnet und sind folgendermaßen definiert:

$$\text{CT-Wert (in HE)} = 1000 \, \frac{\mu_x - \mu_{H_2O}}{\mu_{H_2O}}$$

Die Dichte (μ) von Wasser beträgt 0, die für Luft -1000, und die für soliden Knochen 1000 HE. Die Dichte für Fettgewebe liegt bei ca. -100 HE, die der meisten weichteildichten Organe zwischen 30 und 80 HE.

2.2 Mathematische Bildrekonstruktion

Ein wesentlicher Vorteil der CT gegenüber der konventionellen Röntgentechnik besteht darin, daß keine Strukturüberlagerungen vorhanden sind und eine maßstabsgetreue Wiedergabe der in der Schichtebene liegenden Organstrukturen ohne Störschatten benachbarter Strukturen möglich ist. Diese überlagerungsfreie Schnittbilddarstellung gelingt hauptsächlich durch das in der CT angewandte Rekonstruktionsverfahren. Die vom Detektor registrierten Meßdaten, die die unterschiedliche Intensitätsverteilung hinter der untersuchten Schicht repräsentieren, müssen zur Bilderzeugung rechnerisch weiterverarbeitet werden. Mit einem mathematischen Verfahren zur Bildrekonstruktion gelingt die Errechnung aus den Schwächungsprofilen der 2dimensionalen Verteilung von CT-Werten.

2.3 Absorptionswertmessung und bildliche Darstellung

Nach den bekannten physikalischen Grundsätzen wird der Röntgenstrahl im Gewebe durch Wechselwirkung mit den Elektronen in jedem Punkt des Objektes geschwächt. Abhängig von der verwendeten Energie der Röntgenstrahlen besteht ein Zusammenhang mit der physikalischen Dichte ϱ und der Kernladungszahl Z_{eff} des Gewebes. Nach Hübener (1978) besteht im weichteildichten Gewebe bei konstanter Röhrenspannung ein „approximativer linearer Zusammenhang zwischen dem Absorptionswert μ und der physikalischen Dichte ϱ des Objektpunktes".

Die Meßwerte der einzelnen Meßpunkte werden digital im Rechner verarbeitet, als CT-Bild in einer quadratischen Bildmatrix entsprechend der Absorptionswerte abgelegt, in eine Bildschirmmatrix mit gleicher Kapazität übertragen und mit Hilfe einer analogen Graustufenskala auf einem Fernsehmonitor dem rekonstruierten Körperquerschnitt entsprechend dargestellt. Während früher eine Matrix mit maximal $160 \cdot 160$ Punkten angewandt wurde, besteht heute ein CT-Bild meist aus einer Matrix von $256 \cdot 256$ Bildpunkten („Pixel"). Der Rechenvorgang erfolgt bei modernen Computertomographen mit Hilfe eines schnellen Bildrechners, der die anfallenden Meßdaten schrittweise schon während des Scanvorganges in 3 getrennten, hintereinanderliegenden Stufen – Vorverarbeitung, Faltung und Rückprojektion – verarbeitet, so daß am Ende des Abtastvorganges das CT-Bild fertig berechnet auf dem Bildschirm erscheint.

Die Absorptionswertmessung wird als Dichtemessung bzw. Densitometrie mit Hilfe der von Hounsfield angegebenen CT-Wertskala vorgenommen und bildlich durch Graustufen erfaßt, wobei etwa 16 Dichtewerte bei einer Fenstereinstellungsbreite von 256 Absorptionswerten durch eine Graustufe dargestellt werden. Die Dichte kann ohne Schwierigkeit vermessen und die entsprechende CT-Zahl abgelesen werden. Die optische Bildwiedergabe der Dichtewerte in einer Graustufenskala ist aufgrund der eingeschränkten Differenzierung des menschlichen Auges von maximal 20 Graustufen beschränkt. Mit Hilfe einer

Verschiebung oder Öffnung des Absorptionswertspektrums an jede gewünschte Stelle des Dichtespektrums können alle Absorptionswerte, die diagnostisch von Interesse sind, optimal auch mit Hilfe einer Graustufenskala dargestellt werden („Fenstertechnik").

2.4 Kriterien der Bildqualität

Wegen der geringen Streustrahlung und dem Fehlen störender Überlagerungen gelingt in der CT im Gegensatz zur konventionellen Röntgenologie eine hohe Auflösung auch geringer Objektkontraste. Dies ist in der Weichteildiagnostik von entscheidender Bedeutung. Die räumliche bzw. Ortsauflösung gilt neben der Dichte- bzw. Kontrastauflösung als zweites wichtiges Kriterium der Bildqualität.

Das räumliche Auflösungsvermögen gibt an, welche kleinsten nah benachbarten Objekte mit sehr hohem Kontrast getrennt abgebildet bzw. wahrgenommen werden können. Das hängt zum einen von der systembedingten Auflösung, zum anderen von der gewählten Schichtdicke ab. Als Schichtdicke wird die Halbwertsbreite des Empfindlichkeitsprofils senkrecht zur Bildebene in Meßfeldmitte definiert. Bei einer relativ breiten Schichtdicke von z. B. 8 mm werden fast alle Röntgenstrahlen, die das Meßobjekt bzw. den Patienten durchdringen, vom Detektor registriert und zum Bildaufbau verwendet. Die Halbschattenbereiche werden dabei nur wenig beschnitten, d. h. das angebotene Dosisprofil entspricht weitgehend dem Empfindlichkeitsprofil. Bei sehr schmalen Schichtdicken, wie z. B. 2 mm, müssen die primären Röntgenstrahlen, die nicht für die gewählte Schichtdicke genutzt werden, durch detektor- und röhrenseitige Blendenpaare streng eingeengt werden, um einen möglichst geringen Dosisüberhang zu erhalten. Der Vorteil dünnerer Schichten liegt in einer erhöhten Schichtspezifität, da bei breiteren Schichten zwangsläufig durch die Erfassung unterschiedlicher Strukturen auch größere Störungen auftreten können.

Zwischen der räumlichen und der Dichteauflösung, die beide zusammen die Abbildungseigenschaften der CT bestimmen, besteht eine eindeutige Abhängigkeit. Während die räumliche Auflösung im wesentlichen von der Feinheit der Detektorteilung abhängt, besteht bei der Dichteauflösung eine Abhängigkeit von der räumlichen Verteilung der Dichte, der Dosis und dem Bildrekonstruktionsverfahren. Darüber hinaus ist, wie Schulz u. Felix (1978) nachweisen konnten, eine Abhängigkeit von anderen Faktoren, wie etwa Form und Anordnung der aufzulösenden Objekte in der abzubildenden Schichtebene, vorhanden.

Die Kontrast- bzw. Dichteauflösung eines Systems gibt an, welcher Detaildurchmesser von sehr geringem Kontrast zum Hintergrund noch sichtbar gemacht werden kann; d. h. in der Praxis, welche Läsion von einer bestimmten Größe und Dichte gerade noch erkannt und vom umgebenden Gewebe abgegrenzt werden kann. Die Kontraste zwischen 2 verschiedenen Gewebsstrukturen werden durch die CT-Wertdifferenz angegeben:

$$\Delta CT_{1,2} = CT_2 - CT_1$$

Definiert wird der Kontrast zwischen dem maximalen und minimalen Wert einer Bildfunktion durch 2 verschiedene Angaben: der Modulationstiefe und dem relativen Kontrast, der etwa doppelt so hoch ist wie die Modulationstiefe. Die Bildqualität der rekonstruierten CT-Schicht, die im wesentlichen durch den erfaßbaren Kontrast innerhalb eines Objekts bestimmt wird, hängt 1. von der applizierten Strahlungsmenge, 2. von der davon abhängigen Energieverteilung der im Detektor absorbierten Röntgenstrahlen, und 3. von der Empfindlichkeit des Detektorsystems ab.

Limitierende Faktoren sind das Bildrauschen und die Detailgröße. Für eine ausreichende Dichtewertmessung ist die Registrierung einer Mindestzahl von Röntgenquanten notwendig. Dies erfolgt durch wiederholtes Messen bei unveränderter Meßinformation. Die Signalwerte, die von allen Detektoren geliefert werden, führen bei diesem Meßvorgang zu einer Signalamplitude, die wegen einer statistischen Unsicherheit mit einer gewissen Streuung um einen Mittelwert schwankt. Dieser Unsicherheitsbereich jedes einzelnen Detektormeßwertes wird als Rauschen bezeichnet. Signal und Rauschen stehen in einem bestimmten Verhältnis, um die für eine Absorptionswertmessung notwendige Auflösung zu erhalten. Die Kontrastempfindlichkeit der CT ist also hauptsächlich vom Quantenrauschen abhängig. Bei bekanntem Volumenelement und bekannter Quantenmenge können Grenzwerte für das Quantenrauschen angegeben werden, die in Beziehung zur Schichtdicke, „Pixel"-Größe und lokalen Dosis stehen. Eine höhere Dosis, aber auch ein geringer schwächendes Objekt setzen das Rauschen herab. So kann z. B. das „Pixel"-Rauschen um das 2fache reduziert werden, wenn die Dosis auf das 4fache erhöht wird. Andererseits wird das Rauschen bei halbierter „Pixel"-Größe nur durch eine Erhöhung der Dosis um das 8fache gleichgehalten. Bei einer unveränderten Röhrenspannung von z. B. 125 KV und einer Vorfilterung wird das durch die Standardabweichung des „Pixel"-Rauschens bestimmte Quantenrauschen im Bild vom mAs-Produkt des Röhrenstroms, der effektiven Schwächung durch das gemessene Objekt und vom Algorithmus in Abhängigkeit vom Faltungskern bestimmt. Zusätzlich besteht eine Begrenzung der Ortsauflösung durch die digitale Form der Bilddarstellung.

2.5 Ortsauflösung und räumliche Trennbarkeit bei hohem Kontrast

Die Bestimmung der Hochkontrastauflösung wird mit einem Plexiglashochkontrastphantom vorgenommen. In einer runden Plexiglasscheibe von 20 cm Durchmesser sind in einer Reihe angeordnete Bohrungen mit unterschiedlichem Durchmesser angebracht, wobei der Mittenabstand der Bohrungen jeder Reihe dem doppelten Durchmesser der Bohrung entspricht. Der größte Lochdurchmesser beträgt 4 mm, der kleinste 0,5 mm. Die Untersuchungen werden mit verschiedenen Schichtdicken, unterschiedlichen Dosierungen durch mAs-Variationen bei gleicher Spannung von 125 KV und unterschiedlichen Vergrößerungsfaktoren (Zoomfaktoren) vorgenommen. Es wird diejenige Reihe vom System als noch aufgelöst betrachtet, in der die einzelnen in Reihe angeordneten Bohrungen gerade noch getrennt wahrgenommen werden können.

6

Die kleinsten noch trennbaren Bohrungen in Reihe werden bei einer Schichtdicke von 2 mm unter Verwendung des Zoomfaktors 4, einer Röhrenspannung von 125 KV, 460 mAs und einer Aufnahmezeit von 10 s mit dem Faltungskern 1 „Body" bei 720 Projektionen erreicht. Bei dieser Geräteanordnung können mit dem von uns verwendeten CT-System (Somatom 2, Fa. Siemens) Objekte von 0,9 mm Durchmesser getrennt wahrgenommen werden. Mit abnehmendem Abstand der Objekte überlagern sich ihre Absorptionsprofile, so daß die Objekte mit bloßem Auge nicht mehr getrennt wahrgenommen werden können. Auch bei 8 mm Schichtdicke unter Verwendung der oben angegebenen Parameter für 2 mm Schichtdicke werden ebenfalls Objekte mit einem Durchmesser von 0,9 mm getrennt wahrgenommen. Eine deutliche Verschlechterung zeigt sich bei Anwendung des Zoomfaktors 2, wo lediglich Objekte mit einem Durchmesser von 1,25 mm Durchmesser aufgelöst werden können. Bei Anwendung eines hochauflösenden Programmes können bei neuen CT-Geräten sogar Objekte von 0,6 mm Durchmesser getrennt wahrgenommen werden; dies hat v. a. bei Darstellung kleinster Innenohrstrukturen (z. B. Gehörknöchelchen) Bedeutung.

Dagegen ist das Auflösungsvermögen bei 360 Projektionen und 230 mAs deutlich geringer. In der Regel wird bei den dynamischen CT-Untersuchungen ein Zoomfaktor von 1,7 verwendet. Bei diesem Vergrößerungsfaktor beträgt der Durchmesser der noch trennbaren Objekte 1,5 mm. Weiterhin haben unsere Untersuchungen gezeigt, daß bei hohem Kontrast die räumliche Auflösung dosisunabhängig ist. Bei gleicher Schichtdicke, gleichem Faltungskern und gleicher Anzahl von Projektionen ist das räumliche Auflösungsvermögen bei 230 mAs ebenso hoch wie bei 460 mAs.

2.6 Ortsauflösung bei niedrigem Kontrast

Ähnlich wie beim Hochkontrastphantom wird zur Bestimmung der Ortsauflösung bei niedrigem Kontrast (Kontrastauflösung) ein Kunststoffkörper (Polyäthylen) mit runden, in Reihe angeordneten Bohrungen unterschiedlichen Durchmessers versehen. Der Mittelpunktabstand zweier benachbarter Löcher in einer Reihe entspricht dem 2fachen Lochdurchmesser. Der Durchmesser der Bohrungen liegt bei dem von den meisten Labors verwendeten Phantom zwischen 1 und 40 mm. Die Bohrungen werden anschließend mit einer Wasser-Alkohol-Mischung gefüllt, die einen definierten Kontrastunterschied zum umgebenden Phantom aus Polyäthylen aufweist.

Bei einer nur geringen Dichtedifferenz von 4 CT-Einheiten können bei einer 8 mm breiten Schicht und 460 mAs maximal noch Bohrungen in Reihe von 6 mm Durchmesser erkannt werden (Abb. 1b). Bei 720 Projektionen und 460 mAs bei einem Kontrast von 40 CT-Einheiten kann bei einer 8-mm-Schicht noch eine Bohrung von 1,25 mm Durchmesser von der Umgebung getrennt wahrgenommen werden (Abb. 1a). Deutlich schlechter ist das Kontrastauflösungsvermögen bei einer Schichtdicke von 2 mm. Bei 720 Projektionen und 460 mAs kann maximal eine Bohrung von 10 mm Durchmesser getrennt wahrgenommen werden (Abb. 1c). Die Grenze der Kontrastauflösung bei einer Kontrastdifferenz von 40 CT-Einheiten liegt bei Objekten mit einem Durchmesser von 2 mm.

Das deutlich schlechtere Kontrastauflösungsvermögen einer 2-mm-Schicht gegenüber einer breiteren, z. B. 8 mm breiten Schicht, ist in dem stärkeren Rauschen begründet, das im Niedrigkontrastbereich bei einer schmalen Schichtdicke bei gleicher Dosis die schlechtere Kontrastauflösung verursacht. Eine höhere Kontrastauflösung kann nur durch eine höhere Dosis erreicht werden.

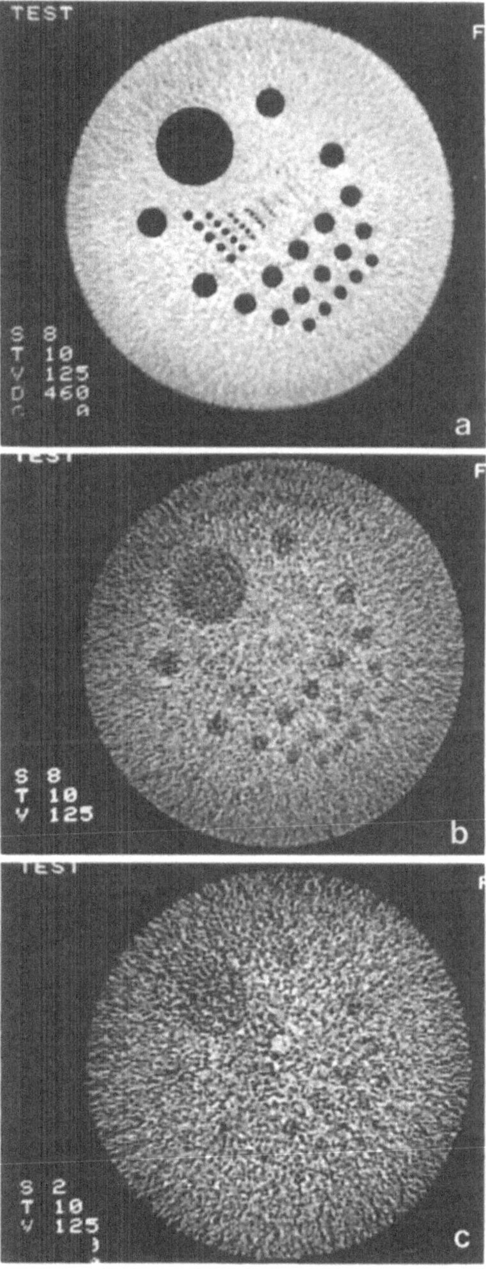

Abb. 1a–c. Ortsauflösung bei unterschiedlichem Kontrast. **a** Auflösung bei einem Kontrast von Δ HE 40. 8 mm Schichtdicke, 720 Projektionen 460 mAs, 125 KV, Zoomfaktor 2, Faltungskern 1. **b** Auflösung bei niedrigem Kontrast (Δ HE 4) 720 Projektionen, 460 mAs, 125 KV, Zoomfaktor 2, Faltungskern 1. 8 mm Schichtdicke, **c** 2 mm Schichtdicke. Schlechtere Auflösung und höheres Rauschen bei 2 mm Schichtdicke

2.7 Kontrastdetaildiagramme

Die mit Hilfe eines Hoch- und Niedrigkontrastphantoms bei unterschiedlichen Dichtedifferenzen noch gerade auflösbaren bzw. als getrennt wahrnehmbaren Bohrungen werden als Dichtedifferenz-Objektgrößendiagramme doppeltlogarithmisch für unterschiedliche Schichtdicken, Projektionen und unterschiedliche Zoomfaktoren aufgetragen.

Mit dem Kontrastdetaildiagramm können sowohl die Grenzwerte der räumlichen Auflösung als auch die der Kontrastauflösung bei bekanntem Objektdurchmesser abgelesen werden. Die Auflösungsgrenze für hohe Kontraste ergibt sich parallel zur y-Achse. Es zeigt sich, daß die für die Darstellung von Knochendetails wichtige Hochkontrastauflösung bei einer schmalen Schichtdicke von 2 mm und einem mAs-Produkt von 460 bei 720 Projektionen und einer Untersuchungszeit von 10 s am höchsten liegt. Mit Zoomfaktoren größer als 4 wird die räumliche Auflösung nicht weiter gesteigert. Der Arbeitsbereich für den Nachweis von Dichtedifferenzen im Weichteilgewebe liegt im unteren Bereich der Kurve und nähert sich bei niedrigem Kontrast asymptotisch der x-Achse. Je kleiner das Detail, desto höher muß der Kontrast zur Umgebung sein (Abb. 2a, b).

Der Bereich der erkennbaren Detailgrößen bei den Kontrastdetaildiagrammen liegt rechts bzw. oberhalb der Kurve. Alle Kontrastdetailrelationen, die unterhalb der Meßkurve liegen, können vom CT nicht erfaßt werden. Die Kontrastdetailkurven stellen somit die Nachweisgrenze für unterschiedlichen Kontrast und unterschiedliche Objektgrößen dar.

Im Bereich geringer Kontraste erweist sich die CT bei Objektdurchmessern über 1 mm dem konventionellen Röntgenverfahren überlegen. Hingegen ist die Auflösung für kleinste Details deutlich unter 1 mm mit hohem Kontrast im CT im Gegensatz zur konventionellen Röntgendiagnostik nicht möglich.

Als Konsequenz für die in dieser Studie vorgenommenen dynamischen Untersuchungen ergibt sich, daß die 8 mm breite Schicht mit 230 mAs bei 125 KV eine ausreichende Kontrastauflösung bietet und deshalb bei dynamischen Studien, bei denen das Dichteauflösungsvermögen entscheidend ist, der 2-mm-Schichtdicke vorzuziehen ist.

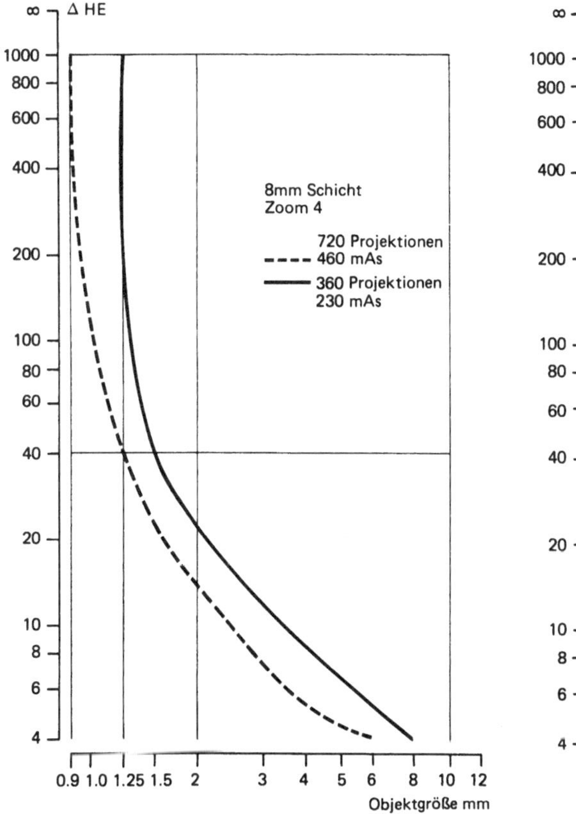

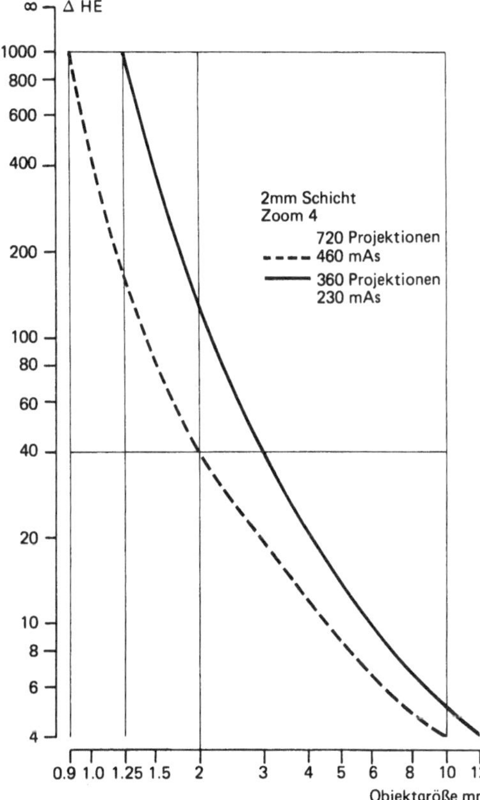

Abb. 2a, b Kontrastdetaildiagramme

2.8 Bildstörungen

Voraussetzung für die Genauigkeit der CT-Absorptionswertmessungen ist eine reproduzierbare Rekonstruktion der Schwächungswerte, die nur von der Dichte und atomaren Zusammensetzung des Objekts abhängen. Diese Genauigkeit des CT-Bildes kann durch viele, teilweise systembedingte Fehler beeinträchtigt werden. Unvermeidlich ist, wie oben bereits erwähnt, das Bildrauschen, das den Grenzen des CT-Meßprinzips zuzurechnen ist. Alle anderen im CT-Bild nachweisbaren Strukturen, die im untersuchten Objekt nicht vorhanden sind, werden als Artefakte bezeichnet. Weiterhin wird die Bildqualität durch patientenbedingte Artefakte, wie Bewegungen, Atmung, unvermeidliche Organbewegungen durch Herz und große Gefäße sowie Darmperistaltik, beeinträchtigt.

2.9 Strahlenaufhärtungseffekt

Die von einer Röntgenröhre ausgesendeten Strahlen werden wegen ihrer nicht einheitlichen Energie als sog. Quantenspektrum aufgefaßt. Wegen der Abhängigkeit des Schwächungskoeffizienten von der Quantenenergie ändert sich auch das Quantenspektrum beim Durchtritt durch ein Objekt. Dieser Effekt wird als Aufhärtung bezeichnet. Dadurch kann es zur Veränderung der gemessenen CT-Zahlen in Abhängigkeit vom Schwächungsvermögen des gemessenen Objektes kommen. Um dies zu vermeiden, sind im CT-System Korrekturfilter eingebaut.

Bei sehr hohen Dichtesprüngen kommt es zu einer überproportionalen Aufhärtung, die sich nicht vollständig durch Korrekturrechnungen unterdrücken läßt. Der sog. „cupping effect", der im Schädel-CT als eine kalottennahe Zone angehobener Dichtewerte auftritt, wird durch die Anwendung spezieller Faltungskerne weitgehend vermieden. Aufhärtungen können nicht nur in der Umgebung von Knochenstrukturen, sondern auch in der Umgebung von kontrastmittelangereicherten Blutgefäßen auftreten. Dieser Effekt ist besonders auch bei der dynamischen CT zu beobachten, wo es nach KM-Applikation zu erheblichen Dichtesprüngen kommen kann. Meßwertverfälschungen infolge von Aufhärtungen können aber auch, wie Schulz u. Lackner (1981) mit Hilfe von Phantommessungen nachweisen konnten, in der Umgebung von Rippen in großen Organen des Oberbauches (Leber und Milz) beobachtet werden, die maximal bei ± 10 HE liegen können.

2.10 Teilvolumeneffekt („partial volume effect")

Wenn in die untersuchte Schicht Objekte mit stark schwankender Dichte, z. B.
Knochen oder Luft, eintreten, können diese starken Inhomogenitäten zu Effek-
ten führen, die in Form von Strichen, Streifen oder auch Ringen ähnlich den
Aufhärtungseffekten zu Meßungenauigkeiten führen. Werden Organstrukturen
nur teilweise von der Schichtebene erfaßt, treten sog. Teilvolumeneffekte auf, so
daß der Wirklichkeit nicht entsprechende Dichtewerte gemessen werden. Die
Ursache dieses Meßfehlers liegt darin, daß jedes Volumenelement, das zur
Bildrekonstruktion herangezogen wird, als homogen strukturiert angesehen wird
und deshalb bei Objekten unterschiedlicher Dichte im Volumenelement nur ein
gemittelter Wert registriert wird. Bei Strukturen mit starken Dichtesprüngen,
wie z. B. an der Schädelbasis, wird deshalb zur Ausschaltung dieses Effektes eine
möglichst dünne Schichtdicke von 2 oder 4 mm gewählt.

Weiterhin können noch Fehler aufgrund einer niedrigen Zahl von Meßwerten innerhalb der Projektion oder einer zu geringen Projektionszahl auftreten.
Hieraus ergeben sich bei Objekten mit kontrastreichen, scharfkantigen Über-
gangszonen sog. „Aliasing"-Fehler, die z. B. im Schädelbasisbereich durch eine
Verdoppelung der Projektion auf 720 ausgeglichen werden können. Hingegen
sind im Bereich des Oberbauches bei relativ weichen Übergängen diese Abtast-
fehler nicht zu erwarten. Die Projektionszahl ist aber auch von der Größe des
Meßfeldes und der Grenzfrequenz der Modulationsübertragungsfunktion
(MÜF) abhängig. Das heißt, bei einem größeren Meßfeld und der Erhöhung der
Grenzfrequenz müssen mehr Projektionen für die Messung herangezogen wer-
den. Bei einer gleichbleibenden Anzahl von 360 Projektionen müssen zum
Ausgleich in den Randgebieten Tiefpaßfilter angewendet werden, die für die
Weichteildiagnostik ausreichende Meßwerte liefern, wobei beachtet werden
muß, daß sich der Körper des Patienten im Abtastfeld befindet.

2.11 Strahlendosis

Bei den modernen CT-Geräten rotiert die Röhre während der Untersuchung mit
einem extrem schmalen Einfallsfeld um den Patienten. Durch die starke Einblen-
dung erfolgt eine starke Reduzierung der Streustrahlen, so daß auch die der
Schicht benachbarten Gebiete einer deutlich geringeren Strahlung ausgesetzt
sind als in der konventionellen Röntgendiagnostik. Die Dosisverteilung an der
Körperoberfläche summiert sich aus der einfallenden und austretenden Strahlung, die entsprechend der Schichtdicke ringförmig eine relativ hohe Intensität
aufweist. Bei der Rotation der Röhre um den Körper entsteht eine Röntgenim-
pulsserie aus 360 Positionen, so daß eine weitgehend konstante Hautdosis
erreicht wird. Bei Untersuchungen mit fest eingestellter Röhrenspannung von
125 KV hängt die absorbierte Energiedosis vorwiegend von den variablen
Aufnahmeparametern mAs und der Zahl der Projektionen pro Scan ab. Mit
Hilfe von Thermolumineszenzdosimetern, die in ein Phantom mit menschenähn-

lichem Absorptionsverhalten (Alderson-Phantom) eingebracht werden, kann die Tiefendosisverteilung im Körper gemessen werden, die beim 360°-Fächerstrahl-Rotations-CT annäherend rotationssymmetrische Isodosenkurven zeigt.

Bei einer Einzelaufnahme mit 125 KV und 230 mAs beträgt die maximale Hautdosis z. B. beim Somatom 2 12,5 mGy (1,25 rad). Dieser Wert gilt unabhängig von der Aufnahmezeit bzw. Projektionszahl und ist unabhängig von der Schichtdicke. Die Hautdosis ist dem mAs-Wert proportional, so daß sich bei 460 mAs die Oberflächendosis verdoppelt. Für die Berechnung der Dosis unmittelbar aneinanderliegender Schichten und auch für die Tiefendosisberechnung eignet sich das Längendosisprodukt, das Integral des Dosisprofils längs einer Linie senkrecht zur Schichtebene in verschiedenen Tiefen des Phantoms. Hierbei besteht eine eindeutige Abhängigkeit zur Schichtdicke. Wird eine größere Anzahl unmittelbar aneinanderliegender Schichten aufgenommen, so ist als Hautdosis der Quotient aus dem jeweiligen Längendosisprodukt an der Oberfläche und der Schichtdicke anzusetzen.

Für die von uns im Körperbereich verwendete Schichtdicke von 8 mm bei 230 mAs und 125 KV ergibt sich eine Oberflächendosis von 20,5 mGy (2,05 rad) bei einem Oberflächenlängendosisprodukt von 16,4 mGy/cm. Bei einer 2-mm-Schicht mit 460 mAs, wie sie für die Bandscheibendiagnostik angewandt wird, beträgt die Dosis 50 mGy (5 rad).

Für das Somatom 2 wurde die Dosisverteilung in der Schicht nicht in einem Alderson-Phantom, sondern lediglich in einem 20-cm-Plexiglasphantom bestimmt. In Kenntnis des Längendosisproduktes kann durch Division der Schichtdicke die Dosisverteilung in der Schicht bei mehreren aneinanderliegenden Schichten errechnet werden (Tabelle 1).

Tabelle 1. Dosiswerte für 125 KV, 230 mAs, Schichtdicke 8 mm

Tiefe/cm	Dosis/mGy
0	16,4 : 0,8 = 20,5
1	16,6 : 0,8 = 20,75
3,6	15,3 : 0,8 = 19,13
10,0	13,1 : 0,8 = 16,38

Die entsprechenden Dosiswerte für die Einzelschichtaufnahme ergeben sich daraus in erster Näherung durch Multiplikation dieser Werte mit dem Quotienten aus der entsprechenden Einzelschichtdosis und Mehrfachschichtdosis an der Oberfläche:

$$\frac{12,5 \text{ mGy}}{20,5 \text{ mGy}} = 0,61.$$

Der Kehrwert dieses Quotienten, für die 8-mm-Schicht 1:0,61 = 1,64, wird auch als Dosisüberhöhungsfaktor bezeichnet.

14

Die mittlere Organdosis errechnet sich unter der Annahme linearer Verhältnisse zwischen Dosis und Wirkung als Mittelwert in dem der Strahlung ausgesetzten Organ. Sie resultiert aus der Anzahl der für die Untersuchung notwendigen Schnitte, bei denen das Organ der direkten Strahlung ausgesetzt ist, und dem zusätzlichen Streustrahlenanteil. Die Gonadendosis ist abhängig von der Entfernung der untersuchten Körperregion von den Gonaden und entspricht bei direkter Bestrahlung den oben angegebenen Werten.

3 Dynamische Computertomographie

3.1 Technische Voraussetzungen

Mit Hilfe der dynamischen CT kann nach intravenöser KM-Bolusapplikation die zeitliche Änderung der KM-Dichte gemessen werden. Dichteänderungen können sowohl in den Gefäßen als auch im Gewebe erfaßt werden.

Voraussetzung für die dynamischen Untersuchungen ist eine kurze Scanzeit, ein kurzes Scanintervall, eine hohe Scanfrequenz und eine hohe Gesamtzahl der Scans. Wegen der Sequenz von mehreren Scans in derselben Schichtebene wird die dynamische CT auch als Sequenz-CT oder Serien-CT bezeichnet.

Zusätzlich wird für seriencomputertomographische Einrichtungen auch eine hohe Scanflexibilität gefordert, d. h. nach einer schnellen Scansequenz schließen sich Scans nach längeren, beliebig wählbaren Intervallen an. Daneben muß eine quantitative Auswertung bei einer einfachen flexiblen Bedienung möglich sein.

Das Auflösungsvermögen ist in der dynamischen CT ebenso hoch wie bei der „statischen" CT; denn für die dynamische CT ist der Nachweis auch geringer Dichteänderungen im Gewebe nach KM-Gabe eine unabdingbare Voraussetzung. Die Erfassung kleinster Dichteunterschiede kann jedoch nur mit einem niedrigen Rauschen erfolgen, wobei die Grenze einer gerade noch erfaßbaren Dichtedifferenz direkt proportional dem Rauschen ist.

Zusätzlich können in der dynamischen CT auch mechanische Instabilitäten zu Meßfehlern führen. Röntgenröhre und Detektorsystem bewegen sich auf einem Metallring um den Patienten. Sie müssen für den Rotationsvorgang beschleunigt, abgestoppt und wieder gegensätzlich beschleunigt werden (Abb. 3 u. 4). Die daraus entstehenden zentrifugalen Kräfte können zu einer mechanischen Instabilität der CT-Konstruktion führen.

Das schwierigste Problem stellt die Röntgenröhre selbst dar, die die Scanzeit, Scanfrequenz und Kontrastauflösung begrenzt. Eine hohe Auflösung kann z. Z. lediglich mit einem hohen mAs-Produkt, d. h. durch eine hohe Dosis, erreicht werden. Bei einer großen Anzahl aufeinanderfolgender Scans kommt es wegen der begrenzten Wärmespeicherkapazität der Anode zu starken Belastungen der Röhre, so daß nur eine limitierte Zahl schnell folgender Scans durchgeführt werden kann. Wenn das mAs-Produkt niedrig ist, so kann dies nur durch eine längere Scanzeit ausgeglichen werden. Der für eine hohe Scanfrequenz entscheidende, und hohe Kontrastauflösung limitierende Faktor ist somit die Röntgenröhre.

Mit dem „Vorwähler" kann durch die programmierbare Serienautomatik die Bildzahl und Bildfrequenz/min eingestellt werden. Bei der 360°-Abtastung gelingt eine maximale Scanfrequenz von ca. 10 Bildern/min.

16

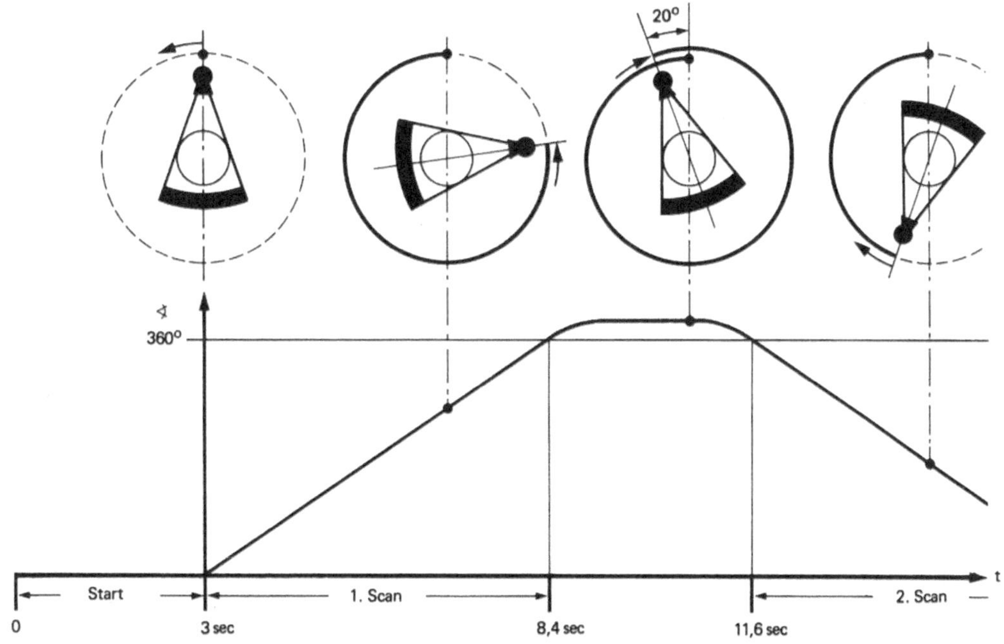

Abb. 3. Bewegungsablauf der Röhre und des Detektorsystems bei maximaler Scanfrequenz (7/min)

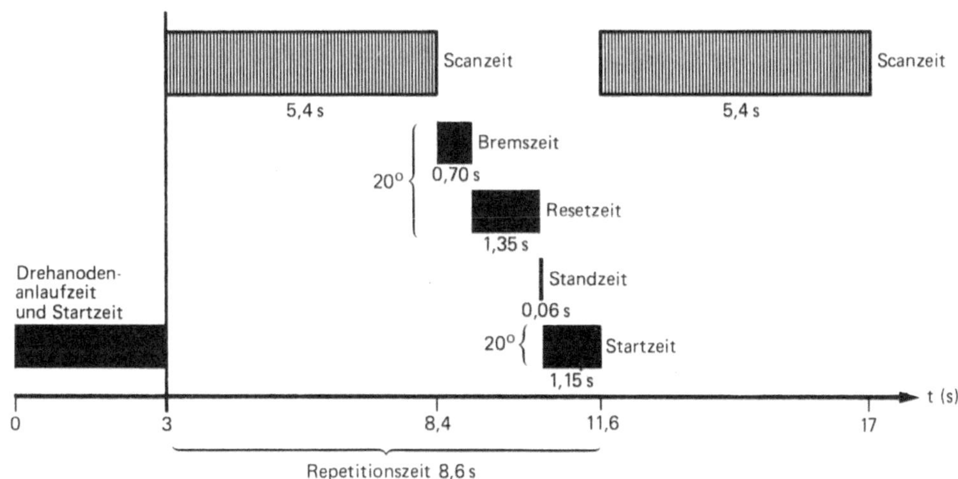

Abb. 4. Zeitliches Ablaufdiagramm für ein schnelles Gerät der 3. Generation (7 Scans/min)

3.2 Mehrphasenbildrekonstruktion („Scansplitting")

Aufgrund der oben geschilderten Einschränkungen bezüglich der Scanzeiten und der Scanfrequenzen kam es zur Entwicklung der segmentalen Bildrekonstruktion. Aus einem normalen 360°-Scan können nachträglich aus einer Laufstrecke von jeweils 240° 3 Bilder rekonstruiert werden. Auf diese Weise ist es möglich, Informationen über die Dichteveränderungen während eines Scanvorganges über 360° zu erhalten. Zur Vermeidung von Artefakten müssen die zur Splitrekonstruktion verwendeten Daten am Rande des jeweils zur Rekonstruktion benutzten Drehwinkelbereiches des Meßsystems mit allmählich von 0 auf 1 ansteigenden Gewichtsfaktoren versehen werden. Die Splitbilder greifen jeweils auf Rohdaten über 240° zurück, wobei aber am Anfang und Ende jedes 240°-Bereiches eine Gewichtung erfolgt (Abb. 5). Da insgesamt nur Daten über 360° zur Verfügung stehen, und somit keine Überlappung bei 0° bzw. 360° des Drehwinkelbereichs gegeben ist, bedeutet dies automatisch, daß die Werte in der Umgebung von 0° bzw. 360°, im Gegensatz zur Vollkreisrekonstruktion, niemals mit vollem Gewicht bei einer Splitrekonstruktion benutzt werden. Die Ergebnisse aus Splitrekonstruktion und der entsprechenden Vollkreisrekonstruktion können also bei einem zeitlich veränderlichen Objekt – z.B. durch Zunahme oder Abnahme der Dichte nach KM-Injektion – bereits aus diesem Grunde niemals völlig übereinstimmen.

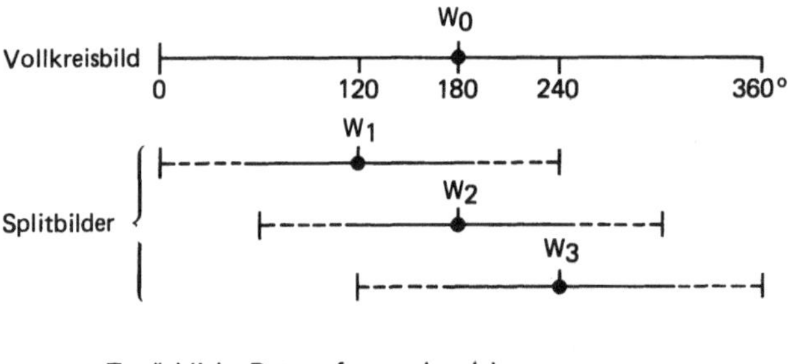

Abb. 5. Datenerfassungsbereiche bei der Mehrphasenbildrekonstruktion

3.3 Zeit-Dichte-Messungen

Um die Dichte eines Gewebes quantitativ zu erfassen, kann an jeder beliebigen Stelle des horizontalen CT-Bildes punkt- oder flächenförmig die relative Strahlenabsorption in CT-Werten bestimmt werden. Verschiedene Programme des CT-Systems ermöglichen die Dichtebestimmung für einzelne Bildpunkte, kreisförmige oder freigewählte Regionen (sog. „regions of interest": ROI) jeder Größe. Über diese Areale wird der mittlere Schwächungswert mit Angabe der

Standardabweichung des Mittelwertes bestimmt und auf dem CT-Bild eingeblendet. Mit Hilfe eines externen Griffels kann an jeder beliebigen Stelle die Dichte bestimmt werden.

Bei schnell hintereinander angefertigten CT-Bildern ist die Zeit-Dichte-Änderung nach einer intravenösen Kontrastmittelapplikation nachweisbar.

Mit Hilfe eines fest installierten Rechnerprogramms ist es möglich, die Zeit-Dichte-Verläufe im CT-Querschnittsbild mit definierter Abszisse und Ordinate in frei gewählten Arealen vergleichend in Zeit-Dichte-Diagrammen darzustellen (Abb. 6). Darüber hinaus kann für jedes einzelne CT-Bild der Scanserie der mittlere Dichtewert mit seiner Standardabweichung bestimmt werden. Um den Dichteanstieg nach KM-Gabe deutlicher erkennen zu können, werden die Dichtewerte nach KM-Applikation vom Dichtewert vor KM-Gabe subtrahiert, so daß lediglich die Dichtedifferenzen (Δ HE) erfaßt werden. Andere Autoren, wie Araki et al. (1980) und Majewski et al. (1983) zeichnen die zeitlichen Verläufe der densitometrisch gemessenen mittleren Absorptionswertdifferenzen zwischen einer pathologischen Struktur (z.B. Tumor) und dem umgebenden normalen Organgewebe auf. Beim Vergleich von Zeit-Dichte-Messungen von unterschiedlich dichten Strukturen innerhalb eines Organs scheint es jedoch sinnvoll, die absoluten Dichtewerte zu den einzelnen Zeiten aufzuzeichnen.

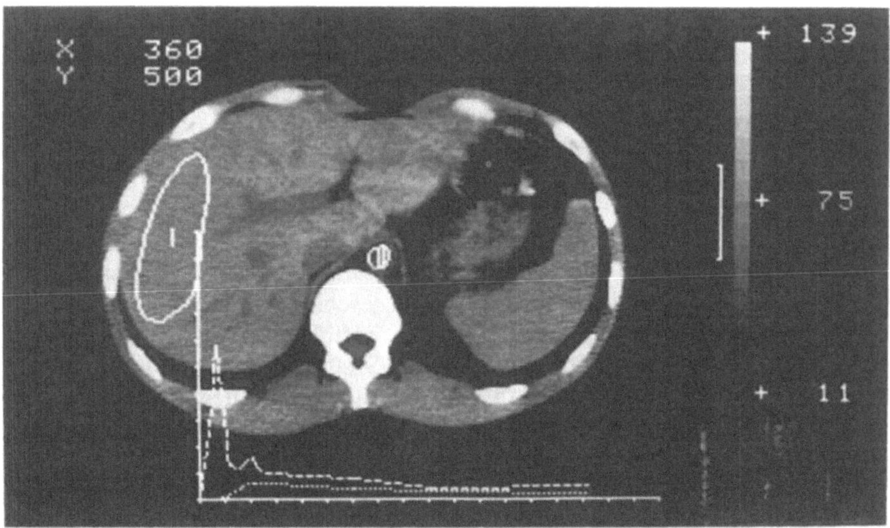

Abb. 6. Meßareale (ROI) in der Aorta und Leber mit Zeit-Dichte-Diagramm nach I.-v.-KM-Injektion (60 ml, Flußrate 8 ml/s). x-Achse = 360 s; y-Achse = 500 HE

3.4 Herzphasengesteuertes Kardio-CT (EKG-Triggerung)

Zum Studium dynamischer KM-Verteilungsvorgänge am Herzen, z. B. Abklärung eines offenen aortokoronaren Bypasses oder der Myokardperfusion in verschiedenen Zeitabschnitten, wird ebenfalls die Serien-CT angewendet.

Aufgrund der langen Scanzeit der heutigen „schnellen" CT-Geräte von 1–ca. 5 s ist es jedoch kaum möglich, an einem bewegten Objekt, wie dem Herzen, densitometrische Untersuchungen vorzunehmen.

Um das Herz in den unterschiedlichen Phasen darzustellen, wird bei modernen computertomographischen Geräten die herzphasengesteuerte Kardio-CT verwendet.

Da das Herz im Untersuchungszeitraum von 1–5 s mehrere Herzaktionen und Herzphasen durchläuft, sind die Konturen des im Rechner gemittelten CT-Bildes aufgrund der Bewegungsartefakte unscharf und ungenau, so daß eine Abgrenzung der einzelnen Herzabschnitte in den verschiedenen Herzphasen häufig nicht möglich ist. Wandbewegungsstörungen in einzelnen Herzphasen können deshalb im CT ohne Einsatz der herzphasengesteuerten Kardio-CT nicht erfaßt werden. Erhebliche Verbesserung der Bildqualität in den einzelnen Herzphasen ist mit Hilfe einer EKG-Triggerung möglich. Hierbei werden zur Bildrekonstruktion nur identische Herzphasen verwendet. Dadurch stehen nicht mehr alle 360 Projektionen eines Umlaufs zur Verfügung, sondern nur ein Bruchteil einer Umlaufzeit von ca. 5 s. Um alle 360 Projektionen zu gewinnen, müssen mehrere Umläufe (ca. 8) in einer Schicht durchgeführt werden. Die Zahl der Umläufe ist abhängig von der Breite des Zeitintervalls innerhalb eines R-R-Bereiches. Bei einer angenommenen R-R-Zeit von 0,7 s beträgt das in einem Bild enthaltene Zeitintervall bei 4 Umläufen 0,17 s, bei 8 Umläufen 0,08 s.

Jede Aufnahme einer Serie wird vom Untersucher ausgelöst. Mit Hilfe des mitlaufenden EKGs kann der Rechner schon vorhandene und noch fehlende Projektionen in einem R-R-Intervall erfassen und die Daten aus den einzelnen Aufnahmen der Serie zur Rekonstruktion der einzelnen Phasen heranziehen. Nach Beendigung der Aufnahmen werden die Bildmatrizen entsprechend den gewählten Phasen und Intervallen mathematisch rekonstruiert. Das Auswertungszentrum einer Herzphase wird in % angegeben, so daß die gewünschte Phase einer Herzperiode nach Prozentangaben gekennzeichnet ist. Die Zyklusdauer eines R-R-Intervalls wird mit 100% angegeben (Abb. 7). Einzelscans, die durch Bewegung des Patienten für eine Auswertung keinen brauchbaren Beitrag liefern, können bei der Bildrekonstruktion ausgeschlossen werden. Die artefaktärmste Darstellung bietet die systolische oder diastolische Endstellung, also den Moment der größten Ruhe. Der Zeitpunkt der Systole liegt bei 30–40% eines R-R-Intervalls, der der Diastole bei ca. 80–90%. Da die Festlegung der Endstellungsphasen mit dieser Methode nicht eindeutig möglich ist, bleiben auch hier geringe Ungenauigkeiten bestehen.

Einschränkungen dieser EKG-gesteuerten Kardio-CT gelten für Patienten mit Herzrhythmusstörungen, da das EKG zur Gerätesteuerung einen exakten Sinusrhythmus benötigt. Anderenfalls werden bei Rhythmusstörungen vom Rechner Daten in unterschiedlichen Herzphasen zur Bildrekonstruktion verwen-

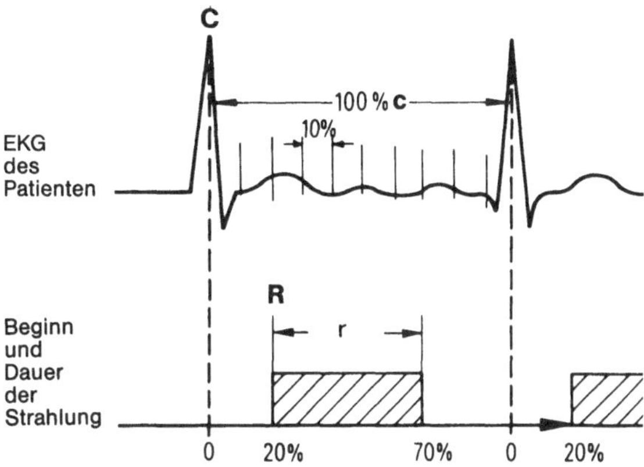

Abb. 7. Schematisiertes Beispiel für eine herzphasengesteuerte Aufnahme, *C* Zyklusbeginn, *c* Zyklusdauer, *R* Strahlungsbeginn, *r* Strahlungsdauer, Die R-Zacke signalisiert den Zyklusbeginn

det, die eine Auswertung unmöglich machen. Die EKG-Steuerung hat somit bei einem kooperativen Patienten einen regelmäßigen Sinusrhythmus zur Voraussetzung. Außerdem ist es wichtig, daß die Schichten in der gleichen Ebene durchgeführt werden, was eine exakte Atemlage voraussetzt.

3.5 Digitale Serienradiographie (Chronogramm)

Die z. Z. noch in Erprobung befindliche, von Hübner et al. (1982) sowie Kruger et al. (1981) erstmals vorgestellte Chronographie ist ein Verfahren zur digitalen Serienradiographie einer Körperschicht. Beim digitalen Radiogramm (Topogramm) wird der Patient unter der feststehenden Röhre auf einem Band bewegt. Beim Chronogramm hingegen bewegt sich der Patient nicht. Eine Röntgenpulsfolge (40 Impulse/s) durchstrahlt den Körper lediglich in einer Schicht. Nach einer Kontrastmittelapplikation können in dieser einen Schicht kontinuierlich über 5 wählbare Zeitabschnitte – 7, 15, 29, 41, 57 s – infolge der Kontrastmittelan- und -abflutung unterschiedliche Schwächungsverhältnisse nachgewiesen werden. Aber auch Herzfrequenz, Atmung und Bewegung führen zu Veränderungen des Transmissionsprofils.

Durch Subtraktion der Nativaufnahmen vom mit KM erhaltenen Signal kann auch eine geringe Schwächungsänderung wegen der hohen Dichteauflösung des Systems nachgewiesen werden.

Mit diesem Gerätekonzept kann die Ankunftszeit in Form eines Bolus für beliebige Körperabschnitte und Injektionstechniken leicht bestimmt werden. Nach Festlegen der Körperschicht mit der CT wird bei fester Röhrenposition in wählbaren kurzen Zeitabständen gepulst; die Schwächungsprofile werden so auf den Bildschirm gebracht, daß jedem Organ auf dem CT-Bild eine Zeile oder ein Zeilenbereich zuzuordnen ist. Mit dieser Methode können exakte Studien zur Bolusgeometrie und -dynamik durchgeführt werden.

21

3.6 Strahlendosis

Bei der Serien-CT werden mehrere Schichten derselben Schichtebene durchgeführt. So addiert sich die Strahlendosis im direkten Strahlengang entsprechend der Dosis der Einzelschichtaufnahme. Die Strahlendosis der Einzelschicht multipliziert sich mit der Anzahl der angefertigten Schichten. Bei einer Scanfrequenz von 7 Bildern/min und 3 Schichten zu späteren Zeitpunkten, wie sie z. B. bei dynamischen computertomographischen Untersuchungen angewendet werden, wird in der untersuchten Schicht bei einer Schichtdicke von 8 mm bei 239 mAs und 125 KV eine Oberflächendosis von $10 \cdot 12,5$ mGy = 125 mGy (12,5 rad) erreicht.

3.7 Zukünftige Entwicklungen

Die Hauptziele einer weiteren Entwicklung der dynamischen CT in der Zukunft liegen nach Kalender (1981) in folgenden Punkten:
1. Erhöhung der Aufnahmefrequenz,
2. Erhöhung der Röhrenleistung, und
3. Möglichkeit, mehr als nur eine Schicht untersuchen zu können.

Folgende grundsätzlich neue Konzepte erscheinen naheliegend:
1. mehr als 1 Röntgenröhre einzusetzen,
2. das Gerät kontinuierlich in einer Richtung rotieren zu lassen.

Bei der zweiten Idee könnten die Totzeiten zwischen aufeinanderfolgenden Scans eliminiert werden. Zur Zeit werden diese Konzepte an zwei Forschungsscannern in den USA erprobt.

Die Geräte in der Mayo-Klinik in Rochester (USA) entsprechen den bekannten Komponenten der heute angewendeten CT-Geräte. Statt einer Röhre werden 28 Röntgenröhren in einem Halbkreis angebracht, dem ein wiederum halbkreisförmig angeordneter Empfängerleuchtschirm und 28 dahinter angebrachte Fernsehketten gegenüberstehen. Der Durchmesser der Gantry beträgt ca. 4 m, sie wiegt 15 t und erreicht, kontinuierlich rotierend, 15 Umdrehungen/s. 60 Bilder/s sind bei stehender Gantry möglich. Auf dem Empfängerleuchtschirm können nicht nur eine Schicht, sondern komplette Organe abgebildet werden. Dabei entstehen aber entscheidende Probleme. Der Dynamikbereich des Detektorleuchtschirms ist relativ gering, die Streustrahlenintensität erheblich, und es bestehen prinzipielle Probleme des Rekonstruktionsalgorhythmus. Da die Gantry steht, werden weniger als die erforderlichen 180° plus Fächerwinkel abgetastet, so daß das Problem der Rekonstruktion mehrerer Schichten aus Aufnahmen divergierender Strahlen bisher noch nicht als befriedigend gelöst angesehen werden kann.

Das zweite Konzept ist in einem Forschungsscanner an der Universität von Kalifornien, San Fransisco, zur Herzdiagnostik verwirklicht worden. Anstelle einer oder mehrerer konventioneller Röntgenröhren, die um den Patienten rotieren, gelangt ein Anodenteilring von 220° zur Anwendung; diesem gegenüber ist ein feststehender Detektorteilring von ebenfalls 220° installiert. Die von der Kathode ausgehenden Elektronenstrahlen werden elektromagnetisch fokussiert und durch ein entsprechend großes Vakuumgefäß über die gesamte Anode geführt. Der Scanner besitzt somit keine beweglichen Teile, so daß Scanzeiten von 25 ms ohne Totzeiten zwischen den Scans erreicht werden. Ein wesentliches Problem der Realisierung liegt aber noch darin, daß sich Anoden- und Detektorring teilweise überlappen und nur schräge und aus gegensätzlichen Richtungen unterschiedlich durchstrahlte Schichten definiert sind. Es bestehen Einschränkungen bezüglich des Artefaktverhaltens und damit der quantitativen Auswertbarkeit.

3.8 Untersuchungstechnik und Auswertung

Die CT-Untersuchung erfolgt in Rückenlage des Patienten. Am Serien-CT-Zusatzgerät wird eine Scanfrequenz von 6 Scans/min bei insgesamt 9 Scans vorgewählt; in der 1. min 6 Scans, anschließend Einzelscans bei 120, 180 und 300 s nach Beginn der Injektion. Der untersuchende Arzt bleibt während des Scanvorgangs neben dem Patienten im Untersuchungsraum, um die Injektion und den Start der CT-Serie auszulösen. Außerdem übernimmt der Arzt das Atemkommando. Während des Scanvorganges hält der Patient in Exspirationsstellung den Atem an; in den Scanpausen innerhalb der 1. min atmet der Patient einmal ein und aus. Auf diese Weise ist die Belastung der schnellen KM-Injektion während der CT-Serie für den Patienten ohne Atembewegungen und Verschiebung der Schichtebene meist gut zu tolerieren.

Nach Durchführung einer CT des Abdomens ohne vorherige KM-Gabe wird die Schichtebene für die Serien-CT ausgewählt. Die Schichtbreite beträgt 8 mm, die Röhrenspannung 125 KV bei 230 mAs.

Die KM-Injektionen erfolgen in die V. cubitalis des rechten oder linken Armes. Als Injektionskanüle wird ein Injektionsbesteck Abocath-G-16 oder -G-14 verwendet, so daß die KM-Injektionen mit Geschwindigkeiten bis zu 12 ml/s vorgenommen werden können.

Bei den dynamischen CT-Untersuchungen wird ein Kontrastmittelinjektor mit Volumen-flow-Steuerung verwendet. Mit dieser elektronischen Injektionsspritze können die Injektionsdaten exakt reproduziert und ein standardisierter Injektionsmodus erreicht werden. Vor Injektion des KM erfolgt eine Aufwärmung des KM auf Körpertemperatur (37°C). Als Standardinjektionsgeschwindigkeit wird bei den von uns durchgeführten dynamischen computertomographischen Untersuchungen eine Injektionsgeschwindigkeit von 8 ml/s gewählt.

Als Kontrastmittel für die seriencomputertomographischen Untersuchungen wird Meglumindiatrizoat (Angiografin, Fa. Schering) in einer Konzentration von 306 mg Jod/ml verwendet. Das KM-Volumen wird in Abhängigkeit vom Körpergewicht, normalerweise 1 ml/kg KG, gewählt.

Zeit-Dichte-Messungen werden über frei gewählten Meßarealen (ROI) z. B. in den Organen Leber, Milz, Nieren etc. sowie Aorta abdominalis und V. cava und den angenommenen pathologischen Arealen vorgenommen. Um Meßfehler durch zu klein gewählte Meßareale zu vermeiden, wird das Meßfeld (ROI) in den einzelnen Organen so groß wie möglich gewählt. In der Aorta wird der mittlere Dichtewert über ca. 70 Meßpunkte („Pixel") (ca. 100 mm^2), in der Leber über ca. 200–400 Pixel (ca. 200–600 mm^2) und in der Milz über ca. 300 Pixel (ca. 400 mm^2) bestimmt. Bei den Messungen in der Leber wird vermieden, daß innerhalb des Meßfeldes größere Lebergefäße liegen. In den Meßarealen wird die mittlere Dichte zu den verschiedenen Zeitabschnitten gemessen, wobei eine Standardabweichung innerhalb des Meßareals der Organe Leber, Milz von ± 5% toleriert wird. Gegenüber dem Präkontrastwert liegt die Standardabweichung bei den Dichtemessungen nach KM-Applikation in der Leber und Milz nur geringgradig höher. Dagegen ist die Standardabweichung in der Aorta nach KM-Applikation deutlich höher (bis 10%).

Zunächst wird die Auswertung der zeitlichen Dichteveränderungen mit Hilfe eines Computerauswertungsprogramms vorgenommen. Um aber sicher zu sein, daß die Meßareale bei jeder Messung während einer Serie nicht durch Veratmung oder andere patientenunabhängige, teilweise auch systembedingte Artefakte verschoben oder außerhalb der Organe liegen, wird zusätzlich jede Messung zu den unterschiedlichen Zeitabschnitten überprüft und dokumentiert.

Vor einer dynamischen CT-Untersuchung sollte nach Kalibrierung des CT-Systems ein Wasserphantom vermessen werden, um die Standardabweichung bei einer Wasserdichte von 0 HE zu überprüfen. Innerhalb der statistischen Schwankungsbreite der Röntgenstrahlenenergie können Standardabweichungen in der Größenordnung von $\varrho = 0{,}5\%$ entsprechend ± 5 HE auftreten, so daß bei Einzelmessungen z. B. Schwankungen der Dichtewerte von ± 5 HE toleriert werden können. Diese Schwankungsbreite nivelliert sich bei größeren Meßarealen, so daß einer Bewertung von Dichtemessungen mindestens eine Messung über 4–5 gemittelte Bildpunkte zugrunde liegen sollte. Ein Dichtewert, der lediglich auf der Dichtemessung eines Bildpunktes beruht, wird bei unseren Untersuchungen für eine vergleichende quantitative Aussage nicht herangezogen. Durch sog. Interpolationsverfahren können bestimmte Ausschnitte des computertomographischen Bildes in Quadratform vergrößert werden. Dieses dann den ganzen Bildschirm einnehmende vergrößerte Bild liefert nur eine optische Vergrößerung, d. h. keine neuen Meßdaten.

Zur Beurteilung kleinerer Strukturen wird bei einigen Dichtebestimmungen bisweilen ein bestimmter Vergrößerungsfaktor verwendet, um auf diese Weise eine geringere Standardabweichung zu erhalten.

Die rechnerisch erstellten Zeit-Dichte-Kurven können in Einzelfällen zur Demonstration eines typischen Dichteverlaufs nach KM-Gabe lediglich orientierend verwendet werden (Abb. 6). Um den Dichteanstieg nach KM-Gabe zu den unterschiedlichen Zeitpunkten übersichtlich vergleichend erfassen zu können, können bei den densitometrischen Bestimmungen des rechnergestützten Auswertungsprogramms lediglich die Dichtedifferenzen (Δ HE) gemessen und in Zeit-Dichte-Kurven aufgetragen werden.

4 Kontrastmittel

In der konventionellen Radiologie gehört die Anwendung von Substanzen mit großer Röntgendichte zur Darstellung von Gefäß- und Organstrukturen seit Jahrzehnten zur Routine. Aufgrund ihrer höheren Ordnungszahl verstärken diese „positiven" KM, wie z. B. Jod und Barium, die Röntgenstrahlenabsorption im Körper.

4.1 Kontrastmitteltypen

In der dynamischen CT werden meist wasserlösliche KM auf Basis der Trijodbenzoesäure verwendet.

Die biliären dimeren KM eignen sich wegen ihrer hohen Proteinbindung nicht als schnell intravenös applizierbare KM für die dynamische CT, da sonst eine erheblich gesteigerte Nebenwirkungsrate beobachtet wird. Die maximale Dichteanhebung von lediglich 10–15 HE durch das über die Leber ausgeschiedene KM wird im Zeitraum zwischen der 15. und 30. min nach Ende der intravenösen Injektion in der Leber erreicht. Die systematischen Studien von Hübener (1978) zeigten in der Leber ca. 60 min nach KM-Infusion eine Dichteanhebung von ca. 25 HE.

Nach Hübener (1978) ergeben sich für biliäre KM in der CT nur zwei wesentliche Anwendungsgebiete:

1. Markierung extrahepatischer Gallenwege zur Identifizierung des Ductus hepaticus und choledochus und der Papilla Vateri, insbesondere bei unübersichtlichen postoperativen Zuständen.
2. Differenzierung von funktionsfähigem und geschädigtem Lebergewebe, insbesondere bei fokaler nodulärer Hyperplasie (FNH).

Neben den jodhaltigen KM gibt es Versuche, organspezifische bzw. läsionsspezifische KM in der CT zu erproben. Verschiedene Autoren haben über erste Erfahrungen mit neuen KM berichtet, z. B. eine intravenös verabreichte jodierte Fettemulsion, die zu einer Dichteanhebung in Leber und Milz führt, wobei Leber- und Milztumoren das KM nicht aufnehmen. Daneben wird mit partikulären KM, Elementen mit den Ordnungszahlen 1–83 und mit wasserlöslichem jodiertem Iosefamatmeglumin experimentiert.

Bisher werden in der dynamischen CT wie in der Angio- und Urographie lediglich wasserlösliche jodhaltige ionische und nichtionische KM verwendet. Die Ursache liegt in folgenden Eigenschaften:

1. Als einziges chemisches Element verfügt Jod über 3 für die Herstellung von
   KM essentielle Eigenschaften: hohe Kontrastdichte, ein chemisches Verhalten, das eine feste Bindung an das vielfältig variierbare Benzolmolekül
   erlaubt, und eine geringe Toxizität.
2. Am symmetrisch substituierten Trijodbenzol besitzt Jod eine relativ feste
   Bindung bei einem extrem hohen Jodgehalt des Grundmoleküls von ca. 91%.
3. In den 3 weiteren Positionen des Benzolringes können durch Anbringen von
   variablen Seitenketten die physikochemischen und biologischen Eigenschaften verändert werden.

4.2 Chemische Struktur wasserlöslicher Kontrastmittel

Die meisten ionischen KM basieren auf der Amidotrizoesäure, die durch ihre
direkt am Trijodbenzolring befindliche COOH-Gruppe eine starke Säure mit gut
wasserlöslichen Salzen darstellt. Durch die beiden Seitenketten ($-NHCOCH_3$)
wird die Löslichkeit erhöht und die Proteinbindung vermindert. Daraus resultiert
eine gute Verträglichkeit und ausschließlich renale Ausscheidung mittels glome-
rulärer Filtration.

Das nichtionische KM Metrizamid ist von der Amidotrizoesäure abgeleitet.
Bei diesem KM basiert die Wasserlöslichkeit nicht auf der Ionenbindung,
sondern auf der Verknüpfung über eine Säureamidbindung mit dem hydrophilen
Glukosamin. Daraus resultiert eine bessere lokale Verträglichkeit. Aufgrund der
starken Hydrophilie ist ein Eindringen des KM in die Zelle durch die Zellmembran fast unmöglich.

4.3 Physikochemische Eigenschaften von Kontrastmitteln

Die physikochemischen Eigenschaften eines KM werden durch die Löslichkeit,
die Viskosität, den osmotischen Druck der Lösungen, die Lipo- oder Hydrophilie, die elektrische Ladung und die Proteinbindung charakterisiert.

Die Herstellung hochkonzentrierter KM ist abhängig von der Wasserlöslichkeit. Megluminsalze, z.B. Angiografin, verfügen in der Regel über eine bessere
Löslichkeit als Natriumsalze, z.B. Urovison-Natrium.

Die Viskosität der KM, die mit steigender Konzentration oder sinkender
Temperatur zunimmt, hat entscheidenden Einfluß auf die Fließfähigkeit des KM
im Blut. Um eine Annäherung an die Viskosität des Blutes zu erreichen, werden
KM vor Injektion auf eine Körpertemperatur von ca. 37°C erwärmt. Aber auch
unabhängig von der Konzentration sind KM bei gleicher Jodkonzentration und
gleicher Temperatur unterschiedlich viskös. Auch bei einer hohen intravenösen
Injektionsgeschwindigkeit des KM spielt die Viskosität eine Rolle. Die Viskosität vermindert sich mit zunehmenden Scherkräften, die als externe Kräfte
während einer Injektion auftreten.

26

Einer der wesentlichen pharmakologischen und toxikologischen Effekte geht von der Höhe des osmotischen Drucks eines KM aus. Der osmotische Druck ist der Anzahl der frei beweglichen Teile wie Moleküle und Ionen pro kg Wasser proportional und im Gegensatz zur Viskosität konzentrations- und weniger temperaturabhängig. Trotz gleicher Jodkonzentration können aber unterschiedliche KM häufig einen stark unterschiedlichen osmotischen Druck aufweisen. Alle bisher in der Radiologie angewendeten KM sind gegenüber Blut hyperton, obwohl in der pharmazeutischen Forschung z. Z. große Anstrengungen unternommen werden, nur geringgradig hyperosmolare oder sogar isotone KM-Lösungen zu finden.

Auf die Lipophilie eines KM wird aus dessen Verteilung zwischen einem mit Wasser nicht mischbaren Fettlösungsmittel und einem wäßrigen Puffer mit unterschiedlichem pH-Wert geschlossen und somit der „Verteilungskoeffizient" des KM angegeben. Die Lipophilie eines KM sollte möglichst gering sein, da mit ansteigenden Werten die Verträglichkeit eines KM deutlich abnimmt. Durch die elektrische Ladung, Säuregruppen und auch Sauerstoff- und Stickstoffatome in den Seitenketten wird die Lipophilie herabgesetzt, die durch Methylgruppen in den Seitenketten erhöht werden kann.

Die als Salze vorliegenden wasserlöslichen jodhaltigen Kontrastmittel sind durch jodfreie Basen (meist Natrium oder Meglumin) in Lösung gebracht. Diese mit dem KM in die Blutbahn injizierten Kationen sind frei und unabhängig vom KM in der Blutbahn beweglich. Nach Auffassung von Knöfel et al. (1974) sowie Taenzer et al. (1981) wird durch diese freien Kationen die Pharmakokinetik eines KM nicht beeinflußt. Meglumine verteilen sich wie das KM-Anion vorwiegend extrazellulär und werden ebenso renal ausgeschieden. Die Vorteile des Meglumins gegenüber den Natriumsalzen liegen in folgenden Punkten: bessere Löslichkeit, weniger Gefäßschmerz, geringere Kreislaufwirkung und geringe Beeinflussung der Blut-Hirn-Schranke. Als Vorteile des Natriumsalzes gegenüber dem Meglumin sind die geringere Viskosität, geringere Histaminfreisetzung und eine geringere Duirese anzusehen.

Durch das in die Blutbahn injizierte KM kann, z. T. in Abhängigkeit von den physikochemischen Eigenschaften, die Hämodynamik des fließenden Blutes beeinflußt werden, was insbesondere bei radiologischen funktionsdiagnostischen Untersuchungen mit Hilfe von Röntgen-KM berücksichtigt werden muß. Schröder et al. (1981) beobachteten nach intraarterieller KM-Injektion lokale hämodynamische Auswirkungen, die in 3 Phasen ablaufen: 1. Phase: Steigerung von Fluß und Druck sowie Turbulenz als Folge einer Übertragung kinetischer Energie vom KM auf den Gefäßinhalt. 2. Phase: Flußsenkung durch die gegenüber Blut höhere Viskosität des KM. 3. Phase: Flußsteigerung, die nach Ansicht von Schröder et al. (1981) wahrscheinlich durch die hohe Osmolalität des KM ausgelöst wird.

Darüber hinaus wird mit der Flußsteigerung ein Abfall des Blutdruckes im großen Kreislauf beobachtet, der durch eine infolge Hyperosmolalität des KM hervorgerufene Vasodilatation verursacht wird. Bei intravasalen KM-Injektionen im kleinen Kreislauf kommt es hingegen zu einem Blutdruckanstieg, der als Folge einer Durchflußminderung im Kapillarstromgebiet der Lunge durch Herabsetzung der Fließeigenschaften des Blutes hervorgerufen wird. In-vivo-

und In-vitro-Untersuchungen haben ergeben, daß durch hyperosmolare KM die korpuskulären Bestandteile des Blutes, insbesondere Erythrozyten, aggregieren und somit die Fließeigenschaften des Blutes v. a. im Kapillarstromgebiet herabgesetzt werden. Weiterhin kann eine intravasale KM-Injektion zu Störungen der Erregungsbildung führen, die als Änderungen der Herzfrequenz, meist Bradykardien, registriert werden.

Weiterhin muß beachtet werden, daß Intimaalterationen am Venenendothel durch KM auftreten und zu einer Thrombose führen können.

4.4 Physiologische Aspekte der Kontrastmittelverteilung

Nach intravenöser Applikation von KM in das Gefäßsystem dient Blut als Transportmittel für den KM-Bolus, der in der frühen Verteilungsphase denselben Blutkreislaufverteilungsbedingungen unterliegt wie das Blut selbst.

Das KM wird ausschließlich im Blutplasma, das ca. 55–60% des zirkulierenden Blutvolumens ausmacht, transportiert. Die zellulären Bestandteile am Blutvolumen, als Hämatokrit bezeichnet (ca. 0,41–0,46), bestehen vorwiegend aus weißen und roten Blutkörperchen und werden als Suspension im Plasma transportiert. Abhängig vom Hämatokrit ist die Blutviskosität, die innere Reibung des Blutes zwischen den einzelnen aneinander liegenden Blutschichten. Die mittlere relative Blutviskosität beim gesunden Erwachsenen liegt bei 4,5, die des Plasmas bei 2,2 mPa s.

Der Anteil des gesamten Blutvolumens am Körpergewicht beträgt 6,6–8%. Das Blutvolumen beträgt beim Mann ca. 77 ml/kg KG $\pm$ 10% oder $\frac{1}{13}$ KG = 5,4 l; bei einer Frau liegt das Blutvolumen bei $\frac{1}{15}$ KG und wird mit 4,5 l angenommen.

Nach Albert (1971) befinden sich ca. 75% des Gesamtblutvolumens im venösen und nur 15–20% im arteriellen System, wobei rund 84% des Blutvolumens im Körpergefäßsystem, 9% im Lungengefäßsystem und ca. 7% im Herzen verteilt sind. Wegen ihres geringen Durchmessers findet sich in den Kapillaren mit ca. 16% nur ein relativ kleiner Anteil des Gesamtblutvolumens.

Neben dem intravasalen Raum sind der interstitielle und intrazelluläre Raum die beiden anderen großen Flüssigkeitsräume des Körpers. Die interstitielle Flüssigkeit befindet sich wegen der großen Oberfläche der Kapillarwände in einem raschen Stoffaustausch mit dem Blutplasma. Ein Konzentrationsunterschied zwischen Plasma und interstitieller Flüssigkeit ergibt sich vorwiegend für Eiweißkörper, die die Kapillarmembran schwer passieren können. Ca. 90% des Plasmas besteht aus Wasser, 6,58% aus Eiweiß. Bei einem 70 kg schweren Menschen befinden sich in den 3 Verteilungsräumen folgende Volumina: Blutplasma 3,5 l, interstitielle Flüssigkeit 10 l, intrazelluläre Flüssigkeit 30 l.

Der osmotische Druck als Maß für die Konzentration gelöster Stoffe im Plasma beträgt 7,3 at. Lösungen, die den gleichen osmotischen Druck wie das Plasma besitzen, werden als isoton bezeichnet. Der Permetionswiderstand der wasserdurchlässigen Zellmembran ist für viele Stoffe sehr hoch, so daß Änderungen des osmotischen Drucks in der extrazellulären Flüssigkeit zu Wasserverschiebungen zwischen Zelle und Umgebung führen können. Eine Hypotonie im extrazellulären Raum verursacht durch Wassereintritt in die Zelle eine Anschwellung und damit Vergrößerung des intrazellulären Raumes, was zu einer eventuellen Zerstörung der Zellmembran führen kann. Hingegen führen hypertone Lösungen zu einem vermehrten Wasseraustritt aus der Zelle.

Weiterhin spielen in der Betrachtung der KM-Verteilung durch das Blut hämodynamische Aspekte eine wesentliche Rolle. So wird die Blutströmung zwischen den einzelnen Gefäßabschnitten durch Druckdifferenzen innerhalb des Gefäßsystems aufrechterhalten. Dieses Druckgefälle überwindet die Strömungswiderstände, die von der Viskosität des Blutes, von der Reibung und Trägheit des Blutes im Gefäßsystem und dem peripheren Strömungswiderstand verursacht werden.

Nach dem Kontinuitätsgesetz fließt in einem Rohrsystem zum selben Zeitpunkt an allen Orten dasselbe Volumen pro Zeiteinheit. Im menschlichen Organismus ist der Gesamtquerschnitt aller parallelen Strombahnen in der Peripherie wesentlich größer als in den zentralen Gefäßbereichen. Aus diesem Grunde ist die Strömungsgeschwindigkeit in der Peripherie wesentlich kleiner und somit umgekehrt proportional dem Gesamtquerschnitt aller Gefäße. Die mittlere Strömungsgeschwindigkeit in der Aorta liegt in Ruhe bei ca. 20 cm/s. Nahezu in allen Gefäßabschnitten entstehen für das Blut an der Gefäßwand durch Reibung und Trägheit Adhäsions- und Kohäsionskräfte, die zu einer niedrigeren Strömung in der Nähe der Gefäßwand als im Zentralstrom führen. Die als laminar bezeichnete Strömung besitzt ein paraboloides Strömungsprofil, in dem der zentrale Strom am schnellsten und der Randstrom annähernd null ist.

In den Kapillaren finden die Austauschvorgänge zwischen der intravasalen und interstitiellen Flüssigkeit statt, so daß sie als funktionell wichtigster Teil des Kreislaufs anzusehen sind. Beim Stoffaustausch von Flüssigkeit und anderen Substanzen zwischen Blut und Interstitium haben Diffusionsvorgänge in beide Richtungen die größte Bedeutung. Wegen der hohen Austauschgeschwindigkeit kommt es zu einer kontinuierlichen Mischung von Plasma und interstitieller Flüssigkeit. Neben der Diffusion spielen sich im Bereich der terminalen Strombahn noch Filtrations- und Reabsorptionsvorgänge ab.

Tabelle 2 demonstriert die Blutversorgung/min in verschiedenen Organen und den organspezifischen Widerstand gegenüber dem Blut. Dieser organspezifische Widerstand korreliert mit der Transitzeit, aus der sich die arteriovenöse Passagezeit – Zeitintervall zwischen dem Eintritt der maximalen Kontrastkonzentration in der zuführenden Organarterie und in der abführenden Organvene – errechnet. Diese Zeiten, die sich aus Erfahrung in der angiographischen Praxis ergeben, betragen nach Wegener (1980a) für das Gehirn 6–8 s, Niere 8–12 s, Lunge 4–7 s, Leber (A. hepatica) 10–15 s und Leber (A. mesenterica superior) 15–30 s.

Die Leber stellt in der Blutversorgung der Organe einen Sonderfall dar. Sie wird von der A. hepatica mit ca. 25%, und von der V. portae mit ca. 75% versorgt. Wesentlich für die Blutversorgung der Organe und Gefäße ist das Herzzeitvolumen (HZV), das als Produkt aus Schlagvolumen und Herzfrequenz in Ruhe ca. 5–7 l/min beträgt und sich den wechselnden Belastungen des Kreislaufes anpassen kann, wobei die Zunahme der Herzfrequenz nach den heutigen Auffassungen als wichtigster Mechanismus zur Steigerung des Herzzeit-

Tabelle 2. Blutversorgung in verschiedenen Organen (63 kg schwerer Mann, mittlerer Blutdruck 12,0 kPa). R (Maßeinheit des Widerstandes) ergibt sich, indem der Blutdruck durch die Durchblutungsgröße dividiert wird. [Bard P (1961) Medical Physiology, 11th edn. Mosby, St. Louis]

Region	Masse kg	Durchblutung ml/min	ml/100 g/min	R abs.	R pro kg	% von Gesamt HMV
Leber	2,6	1500	57,7	3,6	9,4	27,8[a]
Niere	0,3	1260	420,0	4,3	1,3	23,3
Gehirn	1,4	750	54,0	7,2	10,1	13,9
Haut	3,6	462	12,8	11,7	42,1	8,6
Skelettmuskel	31,0	840	2,7	6,4	198,4	15,6
Herzmuskel	0,3	250	84,0	21,4	6,4	4,7
Übrige Körper	23,8	336	1,4	16,1	383,2	6,2
Gesamtkörper	63,0	5400	8,6	1,0	63,0	100,0

[a] V. portae: 4/5a A. hepatica: 1/5

volumens bei Belastungen anzusehen ist. Die Größe des Herzzeitvolumens ist abhängig vom Körpergewicht, der Körperoberfläche und dem Sauerstoffverbrauch. Um ein vergleichbares, dem Herzzeitvolumen angepaßtes KM-Volumen zu erhalten, wird die zu injizierende KM-Menge vereinfacht in Abhängigkeit vom Körpergewicht des Patienten berechnet (in der Regel 1 ml/kg KG), wobei berücksichtigt werden muß, daß das Herzzeitvolumen mit zunehmendem Alter abnimmt.

Die Kreislaufzeit als Ausdruck der Strömungsgeschwindigkeit des Blutes bezeichnet die Laufzeit des Blutes zwischen zwei Punkten des Gefäßsystems. Aufgrund der Komplexität des Kreislaufsystems kann die Kreislaufzeit, die ebenso wie das HZV eine Altersabhängigkeit zeigt (Abb. 8a, b), trotz ihrer Bedeutung auch für die dynamische CT nicht als Index für das Blutstromvolumen pro Zeit angesehen werden. Zwar besteht eine deutliche Abhängigkeit zwischen der Kreislaufzeit und dem Herzzeitvolumen, doch die klinische Bedeutung der Kreislaufzeit wird von Selzer et al. (1968) gering eingeschätzt. Nach Heuck et al. (1970) ist zur Beurteilung der Funktion des Gefäßsystems die Kenntnis der Blutumlaufzeit, der Blutströmungsgeschwindigkeit und des Blutstromvolumens notwendig.

Für die einzelnen Organe ergeben sich unterschiedliche Kreislaufzeiten, wobei die des Koronarkreislaufes – mit ca. 5% des Herzzeitvolumens – nur 10 s beträgt. Die Kreislaufzeiten der Niere und des Gehirns sind ebenfalls kürzer als die der übrigen Organe und stellen den ersten Teil des Konzentrationsanstieges zum zweiten deutlich niedrigeren Maximum der 2. Kreislaufpassage dar.

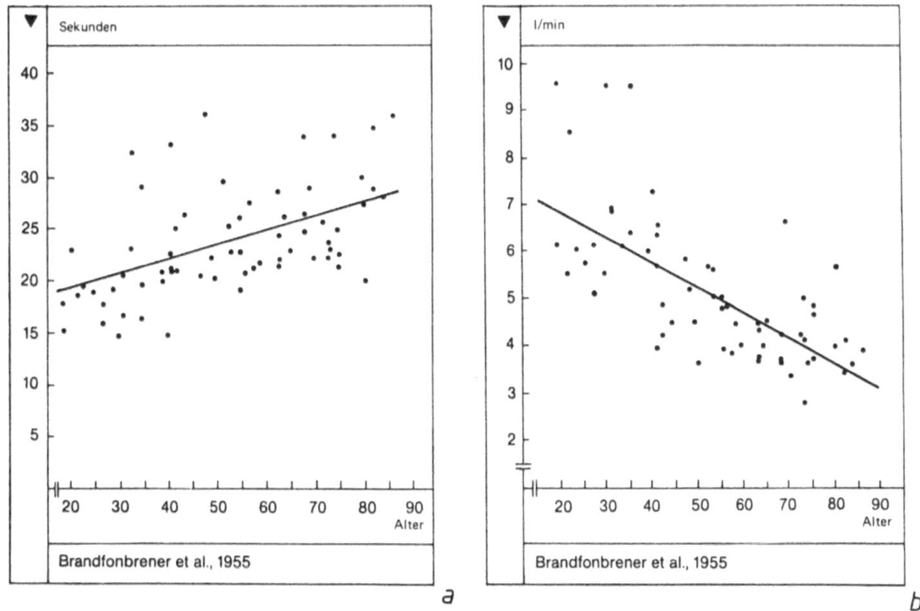

Abb. 8a. Altersabhängigkeit der Kreislaufzeit. Mittlere Transitzeit nach Injektion von 5 mg T-1824 von der Antekubitalvene bis zur Brachialisarterie. **b** Altersabhängigkeit des Herzzeitvolumens (HZV) bei 67 Männern ohne Herzkreislauferkrankungen. (Nach Brandfonbrener et al. 1955)

4.5 Pharmakokinetik

Als pharmakokinetisches Verhalten wird u. a. die zeitliche Konzentrationsänderung des KM im Blut und im Gewebe der einzelnen Organe bezeichnet, das in engem Zusammenhang mit den oben beschriebenen chemischen und physiko-chemischen Eigenschaften der KM steht. Zusätzlich spielen die oben beschriebenen hämodynamischen Aspekte eine wesentliche Rolle.

Die pharmakokinetischen Betrachtungen des KM-Verhaltens gehen von der Annahme aus, daß die wasserlöslichen KM keine Interaktion mit dem Organismus eingehen. Bisher gibt es keine Hinweise, daß stark hydrophile ionische oder nichtionische KM in eine intakte Zelle mit Ausnahme der Hepatozyten eindringen, da sie die lipoidhaltige oder lipophile Zellmembran nicht passieren können. Auch Meglumin dringt im Gegensatz zu Natrium kaum in die Zelle ein. Das KM gelangt nach Durchmischung im Plasmaraum mit dem Blutstrom über die Endstrombahn durch Poren des Kapillarendothels in das Gewebeinterstitium. Die wasserlöslichen KM werden nur zu einem geringen Prozentsatz an Plasmaproteine gebunden, so daß die pharmakokinetischen Betrachtungen ohne Berücksichtigung von Metabolisierungsvorgängen vorgenommen werden können.

Das Ausmaß der Diffusion zwischen intravasalem und extravasalem Raum hängt im wesentlichen vom osmotischen Druck des Plasmas, dem hydrostatischen Druck und der Permeabilität der Kapillarwände ab. Die Konzentration gelöster Stoffe und Proteine und auch KM im Plasma beeinflussen den osmotischen Druck des zirkulierenden Blutes und somit den Transfer durch die semipermeable Kapillarmembran. Die Veränderungen der Plasmaosmolalität haben aber auch Veränderungen der Größe und Form der roten Blutkörperchen zur Folge und somit eine direkte Einwirkung auf die Fließfähigkeit des Blutes.

Gleichzeitig mit diesen Vorgängen beginnt die Ausscheidung des KM durch glomeruläre Filtration. Auch bei der dynamischen CT muß deshalb die Nierenfunktion berücksichtigt werden, insbesondere die momentane glomeruläre Filtrationsrate. In der dynamischen CT, wo Dichteänderungen innerhalb der ersten Sekunden und Minuten aufgezeichnet werden, kann die Exkretion vernachlässigt werden, da die Halbwertszeiten der KM-Ausscheidungen über die Nieren für verschiedene KM zwischen 80 und 120 min liegen.

Die biologischen Bedingungen sind für Hirngewebe und übriges Körpergewebe unterschiedlich. Normalerweise gelingt es KM nicht, die Blut-Hirn-Schranke zu überschreiten, um in den sehr kleinen interstitiellen Raum des Gehirns (ungefähr 5%) zu gelangen. Grundsätzlich ist beim gesunden Hirn der Kontrastanstieg lediglich durch das KM in den Gefäßen bedingt (Abb. 9a). Nur bei Zerstörung der Blut-Hirn-Schranke tritt vermehrt Kontrastmittel aus dem Intravasal- in den Extravasalraum aus. In den übrigen Organen ist der interstitielle Anteil wesentlich größer und liegt zwischen 10 und 25% des Flüssigkeitsvolumens der einzelnen Organe.

Das intravenös injizierte KM verteilt sich zunächst im Plasmaraum und tritt bereits während der ersten Kapillarpassage zu einem großen Teil in das Interstitium über (Abb. 9b). Etwa 15% des KM gelangt in das Lungeninterstitium, bevor es den arteriellen Schenkel des Kreislaufes erreicht.

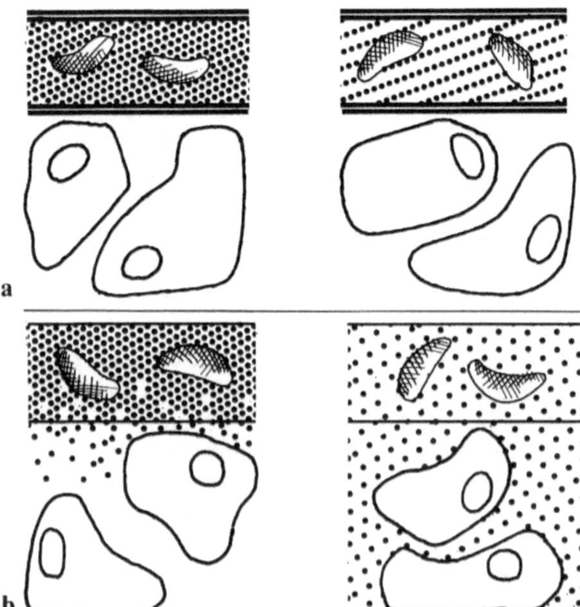

Abb. 9a, b. Schematische Darstellung der Kontrastanhebung intravasal und interstitiell. **a** Im Hirn: *links* unmittelbar nach Bolusinjektion, *rechts* nach mehreren Rezirkulationen; **b** im Körper: *links* unmittelbar nach Bolusinjektion, *rechts* nach mehreren Rezirkulationen

In den Gefäßen ist die Dichteanhebung ausschließlich durch die Konzentration des KM im Blut bedingt; im Organgewebe hängt die Dichteanhebung vom Grad des lokalen Blutflusses bzw. der vaskulären Perfusion und der interstitiellen KM-Verteilung ab.

Nach intravenöser Applikation des KM kommt es in den ersten 15–30 s zu einer raschen Vermischung im Blut. Die Konzentration des KM im Blut ist neben der applizierten Dosis und der Größe des Verteilungsraumes vom Querschnitt des jeweiligen Blutgefäßes sowie von der Strömungsgeschwindigkeit (Blutstromvolumen) abhängig. Die Verteilungsräume der KM sind der Plasma- und interstitielle Raum. Das im Plasmaraum vermischte KM dringt in Abhängigkeit von der Osmolalität des KM am schnellsten in das Interstitium des am stärksten durchbluteten Parenchyms.

In der dynamischen CT werden Zeit-Dichte-Verläufe innerhalb der 1. min und meist bis 5 evtl. 10 min aufgezeichnet. Diese kurzen Zeiträume entsprechen wegen der noch nicht abgeschlossenen Verteilungsvorgänge nicht den Bedingungen eines Zweikompartmentmodelles. Mit Hilfe des Zweikompartmentmodells wird v. a. das KM-Verhalten nach der Vermischung und Verteilung des KM im Blut bis zum Zeitpunkt von ca. 120 min nach Injektion beschrieben.

4.6 Applikationsformen

In der dynamischen CT wird von den meisten Arbeitsgruppen eine einmalige Bolusapplikation empfohlen. Einige Autoren wie Rossi et al. (1981) bevorzugen eine mehrmalige Bolusinjektion, um eine höhere Kontrastverstärkung in Gefäßen und Organparenchym zu erlangen.

Wegener (1980a) unterscheidet zwischen einer gezielten und einer gesteuerten Bolusinjektion. Eine gezielte Bolusinjektion wird dann vorgenommen, wenn eine hohe und kurze Kontrastierung des Zielorganes erreicht werden soll. Das gilt für die Gefäß- und Organkontrastierung. Die gezielte Bolusinjektion wurde von Hacker u. Becker (1977), die als erste die zeitlich kontrollierte computertomographische Angiographie (Angio-CT) beschrieben, verwendet, um bei Geräten mit kurzen Scanzeiten, aber einem längeren Scanintervall eine optimale Kontrastverstärkung in den Gefäßen und Organen zu erhalten. Nachdem der KM-Bolus das Zielorgan erreicht hat, wird eine CT angefertigt, so daß während der Transitzeit des KM die maximale Kotrastanhebung innerhalb des Organs erfaßt wird.

Ziel der gesteuerten Bolusinjektion ist eine deutliche Kontrastierung des Intravasal- und Kardialraumes über eine Zeitspanne von ca. 3–5 min. Diese Form der Bolusinjektion wird hauptsächlich in der Kardio-CT angewendet, um eine optimale Abgrenzung der Ventrikel gegenüber dem Septum und den Herzwänden zu erhalten.

Als reduzierte Bolusinjektion wird eine geringe KM-Injektion von 5–10 ml ca. 10–15 min vor Beginn einer Untersuchung bezeichnet, die eine Kontrastierung des Harnblasenlumens ermöglicht.

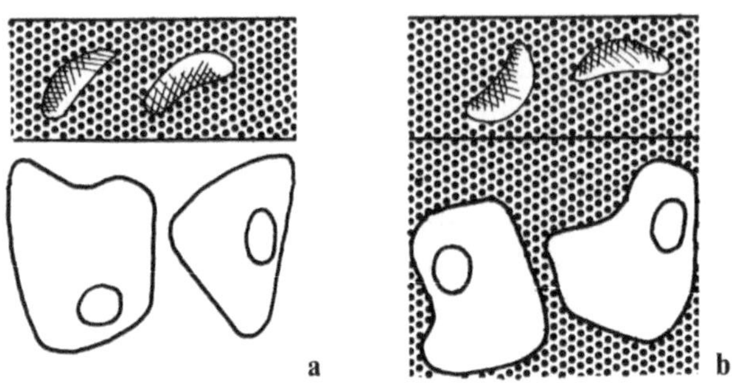

Abb. 10a, b. Schematische Darstellung der Kontrastanhebung, **a** bei Bolusinjektion, **b** bei Infusion

Daneben wird häufig auch eine KM-Infusion angewendet, womit eine Kontrastierung über einen längeren Zeitraum (ca. 3–15 min) insbesondere zur Abgrenzung von ausgedehnten Gefäßabschnitten erreicht wird (Abb. 10).

Die Infusionsgeschwindigkeit ist für Steigerung und Erhalt der Kontrastanhebung verantwortlich, da während der Infusion das KM in den interstitiellen Raum übertritt und teilweise schon über die Nieren ausgeschieden wird. Aus diesem Grunde wird z.B. bei Untersuchungen des Mediastinums eine kombinierte Technik bevorzugt. Nach einer Bolusinjektion von 1 ml/kg KG wird eine Infusion zur Erhaltung der Kontrastanhebung angeschlossen. Die Infusionsgeschwindigkeit ist abhängig vom angestrebten KM-Spiegel im Blut. Bei dieser Technik werden häufig KM-Dosen in der Größenordnung von 60–80 g Jod appliziert (Abb. 11).

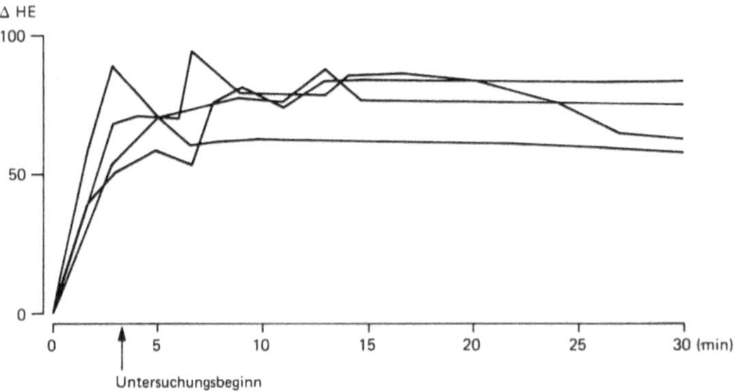

Abb. 11. Kontrastanhebung in der thorakalen Aorta nach Infusion. Zunächst Schnellinfusion über einen Zeitraum von 7 min, dann Reduzierung der Infusionsgeschwindigkeit auf 1,5 g J/min, um die Kontrastdichte von 60–80 HE über einen längeren Zeitraum zu erhalten

34

4.7 Kontrastmittelnebenwirkungen

In einer 1980 von Shehadi u. Toniolo publizierten internationalen, multizentrischen Studie von über 300000 Patienten mit unterschiedlichen KM-Untersuchungen wurde eine Nebenwirkungsrate von 4,73% angegeben. Diese Angaben liegen unter den Werten früherer Veröffentlichungen von Ansell (1970) mit 8,5% und Witten et al. (1973) von 7%.

Die KM-Nebenwirkungen können nach verschiedenen Gesichtspunkten eingeteilt werden. Lange et al. (1979) unterscheidet die allgemein toxischen von den lokalen Reaktionen. Eine andere Möglichkeit besteht in einer Einteilung der Nebenwirkungen nach den Ursachen:

1. chemisch-toxische Wirkungen, die von der applizierten Dosis abhängig sind,
2. allergieartige Reaktionen an Haut, Schleimhäuten und Bronchien bis zum Schock mit Herz- und Kreislaufbeteiligung, die weitgehend dosisunabhängig sind.

Weiterhin können Unterscheidungen der Nebenwirkungen nach Genese und Symptomatik vorgenommen werden:

1. allergieartige Reaktionen, wie Übelkeit, Erbrechen, Urtikaria, Glottisödem etc.,
2. Kreislaufreaktionen, wie Bradykardie, Tachykardie, Blutdruckabfall,
3. neurotoxische Wirkungen,
4. akutes Nierenversagen,
5. Induktion einer Hyperthyreose.

In der Praxis werden die Nebenwirkungen meist nach dem Schweregrad beurteilt, um Hinweise zur Behandlung von KM-Zwischenfällen zu erhalten, wie sie 1976 von Frommhold u. Hausdörfer aufgestellt wurden:

1. Leichte Reaktion ohne erforderliche Therapie: Hitzegefühl, Übelkeit, Erbrechen, leichte Urtikaria, Venenschmerz.
2. Mäßige Reaktionen, die eine Behandlung erforderlich machen: massive Urtikaria, Ödeme von Gesicht und Larynx, Bronchospasmus, starker Blutdruckabfall.
3. Schwere Reaktionen mit notwendiger, häufig stationärer, z. T. Intensivtherapie: Kollaps, länger anhaltender Blutdruckabfall, Kammerflimmern, Nierenfunktionsstörungen.

Die pathogenetischen Ursachen der KM-Reaktion sind nach übereinstimmender Ansicht vieler Autoren nicht eine Reaktion gegenüber Jod, sondern am ehesten als Reaktion gegenüber dem Gesamtmolekül anzusehen. Nach Ring (1979) handelt es sich um eine komplexe Interaktion verschiedener Reaktionssysteme. Angenommen wird eine plötzliche Freisetzung von Histamin aus basophilen Leukozyten und Mastzellen, verbunden mit einer Komplementaktivierung. Weiterhin werden in vitro Einzeleffekte auf das Blutgerinnungssystem mit

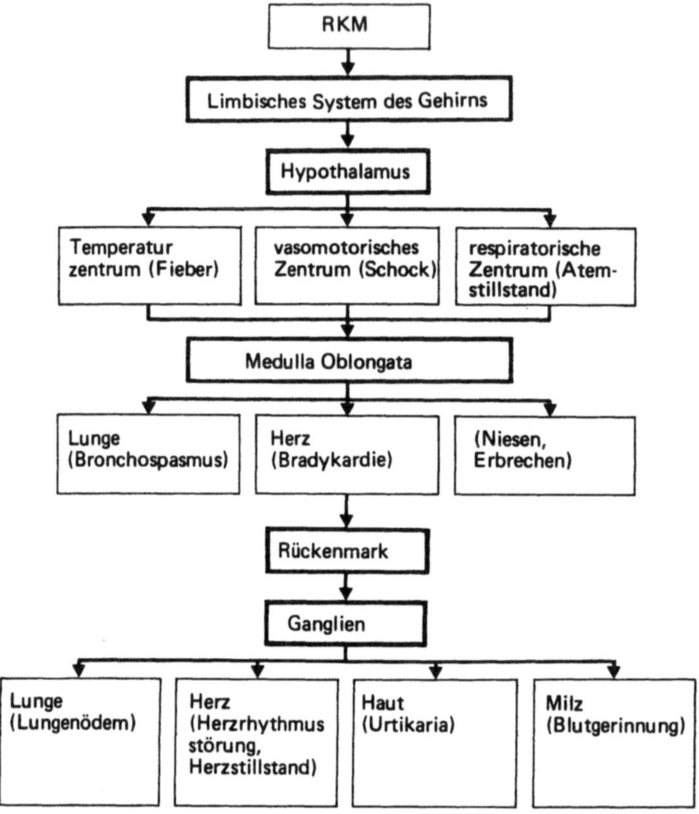

Abb. 12. Schematische Übersicht über mögliche Interaktionen zwischen ZNS und Röntgenkontrast-mittel (RKM) nach Lalli

Gerinnungshemmung nachgewiesen. Das klinische Bild der KM-Reaktion hat auch die Immunreaktion als Ursache in die Diskussion gebracht, da bei Patienten mit schweren KM-Nebenwirkungen Antikörper nachgewiesen werden konnten. Hingegen konnten Schatz et al. (1975) bei Zweituntersuchung bei bekannter KM-Unverträglichkeit lediglich an 16% der Patienten erneut Unverträglichkeits-reaktionen nachweisen, so daß Zweifel an der Allergiehypothese bestehen bleiben.

In letzter Zeit gewinnt die von Lalli u. Greenstreet (1981) postulierte „Angsthypothese" als Erklärungsmöglichkeit von KM-Zwischenfällen großes Interesse. Die Reaktionen werden nach Lalli zentralnervös über Frontalhirn und Hypothalamus ausgelöst, die ein Lungenödem, Herzstillstand, Gerinnungsstö-rungen, Brechreiz und Hautveränderungen hervorrufen können (Abb. 12).

Als eine der gravierendsten Nebenwirkungen müssen Nierenschädigungen infolge einer KM-Applikation angesehen werden, die bis zu Nierenversagen führen können. Insbesondere bei Dehydrierung und insulinpflichtigem Diabetes besteht die Gefahr einer Nierenschädigung, die sich in Form von Oligurie und einem Kreatininanstieg im Serum darstellt.

5 Abhängigkeit der Bolusgeometrie und -dynamik sowie Kontrastanhebung nach intravenöser Kontrastmittelapplikation

Die dynamische CT ermöglicht mit Hilfe von Zeit-Dichte-Messungen einen Einblick in die zeitliche Verteilung des KM in Gefäßen und Organen.

Wegen der relativ langen Scanzeiten (um 5 s) und Scanintervalle (bis 4 s) kann mit dieser Methode die Bolusgeometrie und -dynamik des KM nicht ausreichend genau beschrieben werden.

Vergleichbar den angiodensitometrischen Methoden kann die hohe Aufnahmefrequenz des Chronogramms zur Analyse der zeitlichen Änderung der KM-Dichte nach I.-v.-KM-Bolusinjektion in großen Gefäßen eingesetzt werden. Auf diese Weise erhält man ähnlich der Farbstoffverdünnungsmethode „KM-Verdünnungskurven", die unblutig in Abhängigkeit von der Schichtdicke bzw. dem Durchmesser des Gefäßes einen Einblick in die zeitliche Änderung der Jodkonzentration ermöglichen.

Nach intravenöser KM-Applikation kommt es in der Aorta während der ersten Kreislaufpassage zwischen der 10. und 20. s p.i. zu einem steilen Dichteanstieg bis zum maximalen Kontrastanstieg, und nach einem raschen, etwas weniger steilen Abfall der Dichte zu einer ersten minimalen Dichte. In den meisten Fällen kann noch ein zweiter Gipfel als Zeichen der Rezirkulation erfaßt werden. Die mittleren Dichtekurven zeigen unabhängig von der Injektionsgeschwindigkeit und -dosis in der Aorta einen raschen Dichteabfall in der 1. min (Abb. 13). Bis zu diesem Zeitpunkt – das sind ca. 4 Zirkulationseinheiten – ist die

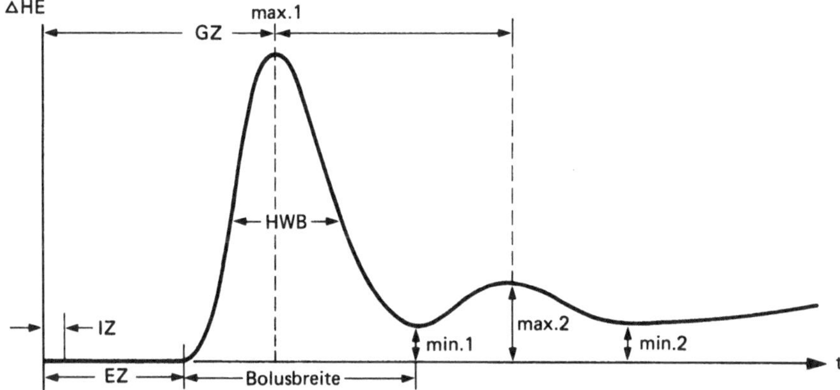

Abb. 13. Schematische Darstellung einer KM-Dichtekurve in der Aorta nach I.-v.-KM-Applikation während der 1. und 2. Kreislaufpassage entsprechend den Zeit-Dichte-Messungen in der Serien-CT und im Chronogramm. *IZ* Injektionszeit, *EZ* Erscheinungszeit, *GZ* Gipfelzeit, *HWB* Halbwertsbreite, *max. 1* 1. maximales Kontrastenhancement (1. Gipfel), *max. 2* 2. maximales Kontrastenhancement (2. Gipfel), *min. 1* 1. minimale Dichte nach dem 1. Gipfel

vollständige Durchmischung des Kontrastmittels im Blut abgeschlossen. Tierexperimentelle Untersuchungen haben ergeben, daß sich eine ursprünglich mit 300 mg Jod/ml hochkonzentrierte KM-Lösung während der ersten Zirkulation so stark verdünnt hat, daß zum Zeitpunkt der ersten maximalen Kontrastverstärkung die maximale Jodkonzentration nur noch 10% der ursprünglichen Konzentration beträgt. Gleichzeitig erfolgt neben der Durchmischung des KM im Blut eine Diffusion in den interstitiellen Raum und eine Exkretion durch glomeruläre Filtration, die für eine weitere Abnahme der Kontrastdichte im Blut verantwortlich ist. Die Halbwertszeit im Zeitraum zwischen der 52. und 300. s p. i. liegt bei einem annähernd monoexponentiellen Abfall bei ca. 3 min und entspricht somit der aus der klassischen KM-Pharmakokinetik bekannten Halbwertszeit der Distribution. Die Halbwertszeiten der renalen Ausscheidungen sind deutlich länger und liegen beim Menschen in Zeiträumen zwischen 80 und 120 min p. i., und sie haben somit keinen wesentlichen Einfluß auf die frühe KM-Verteilung innerhalb der ersten Sekunden nach intravenöser KM-Injektion.

Von vielen Autoren wird für die dynamische CT eine KM-Dosierung in Abhängigkeit vom Körpergewicht (meist 1 ml/kg KG) empfohlen, um eine diagnostisch ausreichende Kontrastverstärkung v. a. in den parenchymatösen Organen zu erhalten.

Daraus ergeben sich entsprechend dem unterschiedlichen Körpergewicht der Patienten auch unterschiedlich große KM-Volumina, die bei gleicher Injektionsgeschwindigkeit (z. B. 8 ml/s) zu unterschiedlich langen Injektionszeiten führen.

Die Gipfelzeit ist einerseits von der Injektionszeit abhängig, die durch das KM-Volumen oder durch die Injektionsgeschwindigkeit gesteuert werden kann. Andererseits hat nach unseren Ergebnissen die Herzfrequenz einen Einfluß auf die Gipfelzeit, wie auch Schad et al. (1981) nachgewiesen haben. Neben dem applizierten KM-Volumen und der gewählten Injektionsgeschwindigkeit muß deshalb auch die Herzfrequenz bei der Abschätzung der zu erwartenden Gipfelzeit berücksichtigt werden.

Trotz dieser nachgewiesenen Abhängigkeiten kann es zu individuellen, vorher nicht berechenbaren Abweichungen von der zu erwartenden Gipfelzeit kommen. Die Ursache für diese Abweichungen ist darin zu sehen, daß die Lunge, deren Funktion und Einfluß vorher nicht abzuschätzen ist, als Blutspeicher wirkt.

Die Lunge hat außerdem für den KM-Bolus die Funktion eines Volumenpuffers, so daß auch durch eine weitere Erhöhung der Injektionsgeschwindigkeit über 8 ml/s hinaus nur eine geringe Verkürzung der Gipfelzeit und keine wesentliche Erhöhung der maximalen Kontrastanhebung erreicht wird; weiterhin steigt bei einer Erhöhung der Injektionsgeschwindigkeit der lokale intravasale Druck in der Kubitalvene so weit an, daß es zu einem KM-Rückfluß in die peripheren Venen kommen kann. Dieses Ergebnis hat auch für die digitale Subtraktionsangiographie Bedeutung (Abb. 14a).

In den Organen, wie z. B. Milz und Leber, führt eine höhere Injektionsgeschwindigkeit und eine daraus resultierende kürzere Injektionszeit bei gleichem KM-Volumen zu keiner nachweisbar höheren kurzzeitigen Kontrastierung des Organparenchyms. Mit steigender Injektionsgeschwindigkeit kommt es zwar zu einer Verkürzung der Gipfelzeit, die aber keine statistische Signifikanz aufweist. Auf die Höhe und Dauer der maximalen Kontrastanhebung in den Organen hat

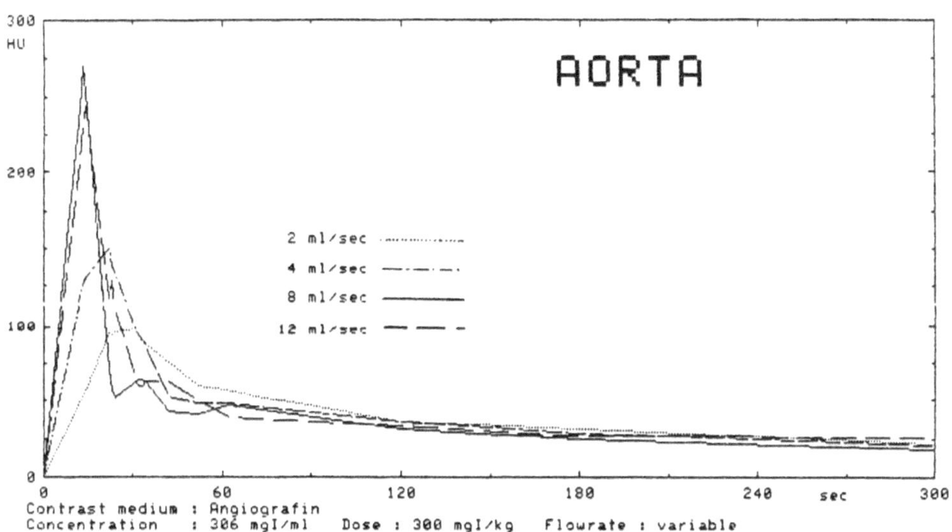

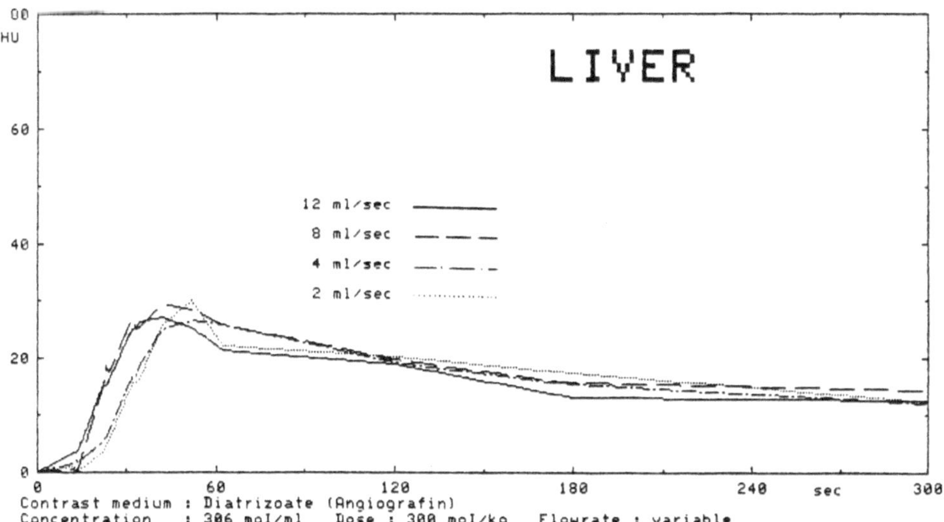

Abb. 14a, b. Zeit-Dichte-Diagramme **a** in der Aorta bei unterschiedlichen Injektionsgeschwindigkeiten auf Basis der Mittelwerte, **b** in der Leber nach I.-v.-KM-Injektion bei unterschiedlichen Injektionsgeschwindigkeiten auf Basis der Mittelwerte

somit die Injektionsgeschwindigkeit des KM-Bolus keinen wesentlichen Einfluß (Abb. 14b).

Eine Veränderung der Bolusgeometrie und -dynamik in der Aorta wird durch eine I.-v.-Kochsalznachinjektion nicht beobachtet. In der digitalen Subtraktionsangiographie sowie der dynamischen CT kann deshalb auf eine NaCl-Nachinjektion verzichtet werden.

Zur Erfassung des Gipfels der Kontrastverstärkung in der Aorta sollte der erste Scan der CT-Serie zwischen der 11. und 16. s nach Beginn der KM-Injektion liegen.

Ein „exaktes timing" scheint nicht notwendig, da der bei der Injektion in die Kubitalvene kompakte, über die Zeit annähernd rechteckige KM-Bolus auf seinem Weg durch Herz und Lunge auseinandergezogen wird. Bei Scanzeiten von ca. 5 s kann der KM-Bolus mit einer ausreichend hohen Kontrastanhebung, was durch die Halbwertsbreite dokumentiert wird, nicht verpaßt werden.

5.1 Kontrastmitteldosis

Eigene Untersuchungen haben eine eindeutige, statistisch signifikante Abhängigkeit der Zeit-Dichte-Messungen und der maximalen Kontrastverstärkung von der KM-Dosis gezeigt, wobei zwischen maximaler Dichteanhebung und der KM-Dosis eine annähernd lineare Beziehung besteht. Eine Steigerung des Kontrastes gelingt im Gefäßsystem und in den Organen sowohl durch eine Erhöhung der Konzentration des KM als auch durch eine Erhöhung des KM-Volumens bei gleicher Konzentration. Aufgrund der längeren Injektionszeiten bei höheren KM-Volumina kommt es im Gefäßsystem und in den parenchymatösen Organen zu einer Verlängerung der Gipfelzeit (Abb. 15a, b).

5.2 Kontrastmittelarten

Tierexperimentelle seriencomputertomographische Untersuchungen und die direkte Bestimmung der Blut-Jod-Konzentration nach intravenöser Applikation unterschiedlicher ionischer, nichtionischer und eines neuartigen, nichtionischen dimeren KM mit deutlich herabgesetztem osmotischem Druck zeigen, daß Unterschiede im zeitlichen Dichteverlauf und in der maximalen Kontrastdichte zwischen den einzelnen KM nicht nachweisbar sind. Selbst KM mit einem niedrigen osmotischen Druck weisen keine signifikanten Unterschiede der Blutkonzentration auf, obwohl ihre Osmolalität gegenüber konventionellen ionischen und nichtionischen KM um ca. das 4fache niedriger liegt. Unter Berücksichtigung des ebenfalls bestimmten Hämatokrits ist jedoch nachweisbar, daß KM mit hohem osmotischem Druck ein deutliches Absinken des Hämatokrits unmittelbar nach der KM-Injektion verursachen. Dies bedeutet theoretisch eine höhere Plasmakonzentration bei KM mit niedrigem osmotischem Druck als bei den bisher verwendeten konventionellen KM, wie z.B. Diatrizoat; der hohe osmotische Druck verursacht einen Wasseraustritt aus den Erythrozyten in das Plasma und somit theoretisch eine weitere Verdünnung des im Plasma befindlichen KM.

Auch die systematischen Studien am Menschen mit ionischen und nichtionischen KM ergeben keine Differenz bezüglich der maximalen Kontrastanhebung und der Zeit-Dichte-Verläufe, obwohl sich die KM sowohl im osmotischen

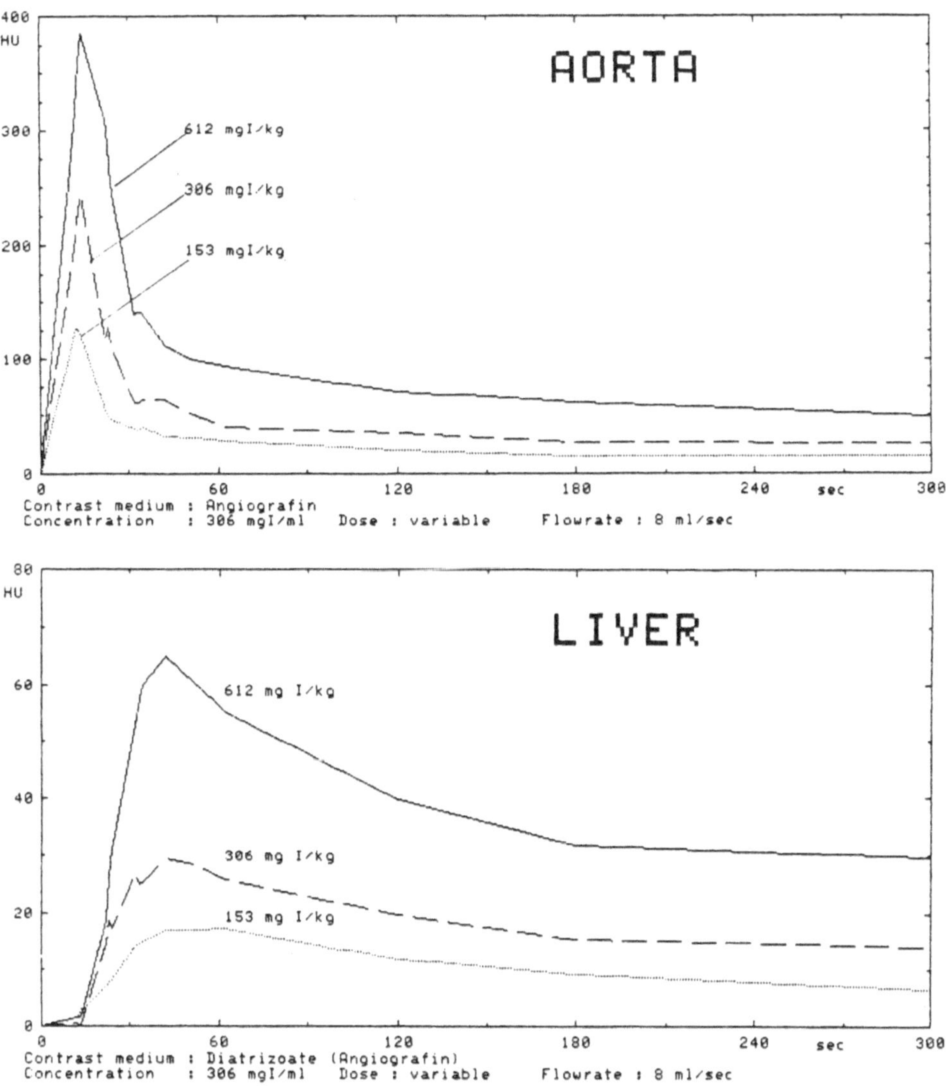

Abb. 15. a Zeit-Dichte-Kurven in der Aorta in Abhängigkeit vom KM-Volumen auf Basis der Mittelwerte. **b** Zeit-Dichte-Diagramme in der Leber bei unterschiedlichen KM-Volumina auf Basis der Mittelwerte

Druck und Viskosität als auch im Molekulargewicht unterscheiden. Diese Beobachtung, die auch chronographisch überprüft wurde, gilt für die Kontrastverstärkung im Blut und in den parenchymatösen Organen.

Nach Fuchs et al. (1979) beruht die Kontrastanhebung in den Gefäßen, Organen und Gewebe innerhalb der 1. min im wesentlichen auf der intravaskulären Verteilung des KM. Die nachgewiesenen Dichteerhöhungen entsprechen im wesentlichen der vaskulären Perfusion eines bestimmten Organs. Die höchste

41

Kontrastanhebung nach intravenöser KM-Bolusinjektion ist in den Organen mit der höchsten Durchblutung nachweisbar. Deshalb ist für die dynamische CT im wesentlichen das KM im intravasalen Raum von Interesse, da die Kontrastverstärkung innerhalb der 1. min vorwiegend von der KM-Verdünnung und -verteilung im intravasalen Raum abhängt, obwohl es in Organen mit hoher Vaskularisation auch zu einem vermehrten Austritt des KM in den interstitiellen Raum kommt, der schon während der Lungenpassage beginnt. Nach ca. 60 s ist eine Gleichverteilung des KM im intra- und extravasalen Raum erreicht; danach wird die abfallende Dichte in den Organen mehr vom Anteil des KM im extravasalen Raum bestimmt.

6 Klinische Anwendung der dynamischen Computertomographie

Dynamische computertomographische Studien können für jedes Organ und Gewebe des menschlichen Körpers angefertigt werden, um mit Hilfe von Zeit-Dichte-Messungen einen Einblick in die frühe KM-Verteilung im normalen und pathologischen Gewebe zu erlangen. Bereits mit den Geräten der ersten Generation mit Scanzeiten über 1 min pro Schicht wurde das KM-Verhalten bei Hirntumoren über einen längeren Zeitraum beobachtet. Auch die ersten dynamischen Studien mit schnellen CT-Geräten erfolgten im Hirnbereich vorwiegend zur Analyse der regionalen Hirndurchblutung, da im Gehirn außer bei Läsionen der Blut-Hirn-Schranke normalerweise nicht mit einem KM-Übertritt in das Interstitium zu rechnen ist.

Die dynamische CT wird vorwiegend bei unklaren Oberbauchbefunden angewendet, um einerseits eine bessere Abgrenzung einer Läsion durch Erhöhung der Dichtedifferenz zu erlangen, und andererseits einen Beitrag zur Differentialdiagnose zu leisten

6.1 Gefäße

Im dynamischen CT nach I.-v.-KM-Gabe können größere Gefäße gegenüber dem umgebenden Parenchym aufgrund ihres hohen Kontrastes abgegrenzt werden.

6.1.1 Aortenaneurysma

Bis vor einigen Jahren war bei klinischem Verdacht auf ein thorakales und abdominales Aneurysma eine Angiographie als Methode der Wahl indiziert. Das abdominale Aneurysma kann bei entsprechendem Palpationsbefund häufig mit Hilfe der Sonographie ausreichend diagnostiziert werden. In vielen Fällen führen jedoch Darmgasüberlagerungen zu Fehldeutungen; außerdem ist wegen individueller Schnittführung bei weniger erfahrenen Untersuchern ein Befund in einzelnen Fällen nicht eindeutig reproduzierbar.

Ohne störende Bewegungsartefakte können im CT aneurysmatische Veränderungen und ein Gefäßthrombus dargestellt werden. Auch eine Dissektion und eine Einbeziehung der von der Aorta abgehenden Gefäße können, im Gegensatz zu den früher verwendeten Geräten mit längerer Abtastzeit, eindeutig dokumentiert werden. Als nichtinvasive und somit risikoarme Methode bietet die CT besonders zur Operationsplanung ein umfassendes Bild der Lokalisation und

Ausdehnung eines Aneurysmas sowie den Nachweis einer Ruptur mit konsekutiver Blutung (Abb. 16).

Bei einer Aortendissektion muß eine schnelle Diagnostik erfolgen. Die Angiographie hat sich hierbei als brauchbare Methode erwiesen. Da jedoch das Risiko der Angiographie besonders bei älteren Patienten mit renalen und kardiovaskulären Funktionsstörungen nicht gering ist, scheint eine nichtinvasive, wenig belastende, schnell durchzuführende Methode wie die CT bei gleicher Aussagefähigkeit einen entscheidenden Vorteil zu besitzen.

Bei Verdacht auf eine Dissektion mit falschem Lumen oder Blutung wird vor der KM-Infusion eine Serien-CT (6–7 Bilder/min) nach intravenöser KM-Bolusinjektion von 1 ml (300 mg J)/kg KG in Höhe des vermuteten Dissektionsbeginns oder der Ruptur angefertigt. Bei geringer longitudinaler Ausdehnung des Aneurysmas bis etwa 6 cm erübrigt sich eine zusätzliche Infusion wegen der ausreichenden intravasalen Kontrastierung nach KM-Bolusinjektion.

In einigen Fällen erscheint die Serien-CT jedoch erst nach Infusion wegen der exakteren Lokalisation in einer zweiten Untersuchung sinnvoll, wenn sich das vermutete falsche Lumen unter Infusion nicht darstellen läßt und nur mit Hilfe des KM-Flusses eine Aussage erwartet wird.

Bei Anwendung der Serien-CT ist es weiterhin möglich, eine Aussage über die Nierenperfusion zu treffen, falls eine Funktionseinschränkung durch Einbeziehung von Nierenarterien in das Aneurysma mit subtotaler Stenose oder vollständiger Thrombosierung vorhanden ist. Somit kann die CT neben morphologischen Veränderungen auch funktionelle Veränderungen aufdecken.

6.1.2 Thromben

Thrombosen stellen sich nach I.-v.-KM-Bolusinjektion zum Zeitpunkt der maximalen Dichteanreicherung in der betreffenden Gefäßregion als KM-Aussparungen im Gefäß dar. Bei vollständiger Thrombose ist eine KM-Anreicherung in dem befallenen Gefäßabschnitt nicht nachweisbar (Abb. 17). Zusätzlich können auch bei längerem Bestehen der Thrombose die Umgehungskreisläufe kontrastiert dargestellt werden.

Abb. 16a–d. Dissezierendes Aneurysma der Aorta abdominalis mit intrahepatischer Einblutung. **a** In der Nativschicht mehrere Hämatome als umschriebene Areale mit inhomogener Absorption in der Leber *(Pfeile)*. Die Aorta zeigt eine Konturunregelmäßigkeit am Ursprung der A. mesenterica superior *(Pfeile)*. **b** 12 s nach KM-Bolusgabe stellt sich das Aortenlumen nur teilweise und scharf abgesetzt kontrastiert dar *(Pfeile)*. **c** 22 s p.i. ist ein 2. kontrastiertes Lumen *(Pfeil)* mit Einbeziehung der A. mesenterica superior *(Pfeil)* sichtbar; zu diesem Zeitpunkt auch KM-Anreicherung in dem im Lobus caudatus befindlichen Hämatom *(Pfeil)*. **d** 33 s p.i. ausgeprägte Dichteerhöhung in den Hämatomen *(Pfeile)* sowie Markierung der Intimamembran *(Pfeile)* zwischen den beiden Lumina des Aneurysmas. In der gewählten Schichtebene kommt zusätzlich ein Hämangiom im Lendenwirbelkörper zur Darstellung

Abb. 17a, b. Thrombose der rechten V. femoralis. **a** 12 s p.i. Kontrastierung der A. profunda femoris und der A. femoralis superficialis der rechten Seite *(Pfeile)* und der A. femoralis communis links *(Pfeil)*. Die rechte V. femoralis ist erweitert. **b** 33 s p.i. homogene Dichteanhebung der linken V. femoralis *(Pfeil)*. Das Lumen der rechten V. femoralis *(Pfeil)* bleibt durch die Thrombosierung hypodens. In der gewählten Schichtebene kommt zusätzlich ein hypervaskularisiertes Blasenkarzinom an der Hinterwand zur Darstellung *(Pfeil)*

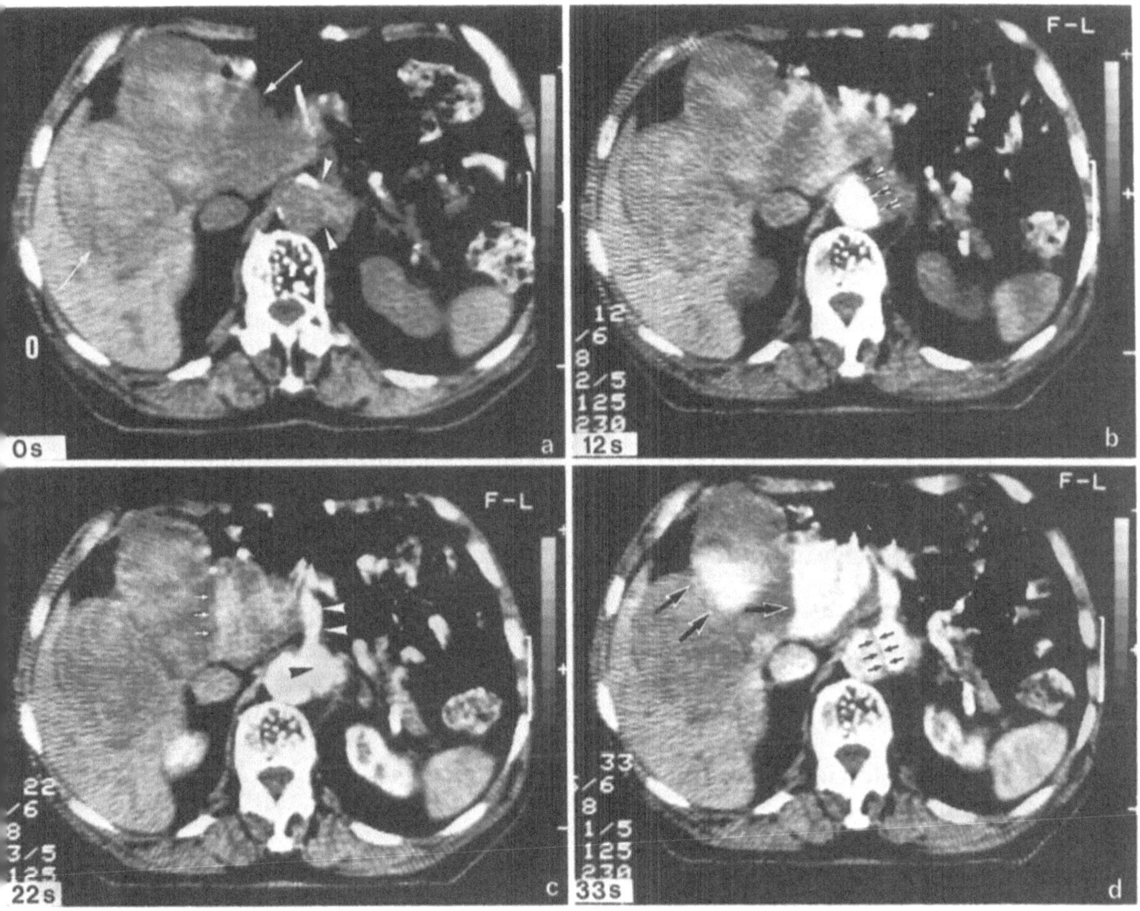

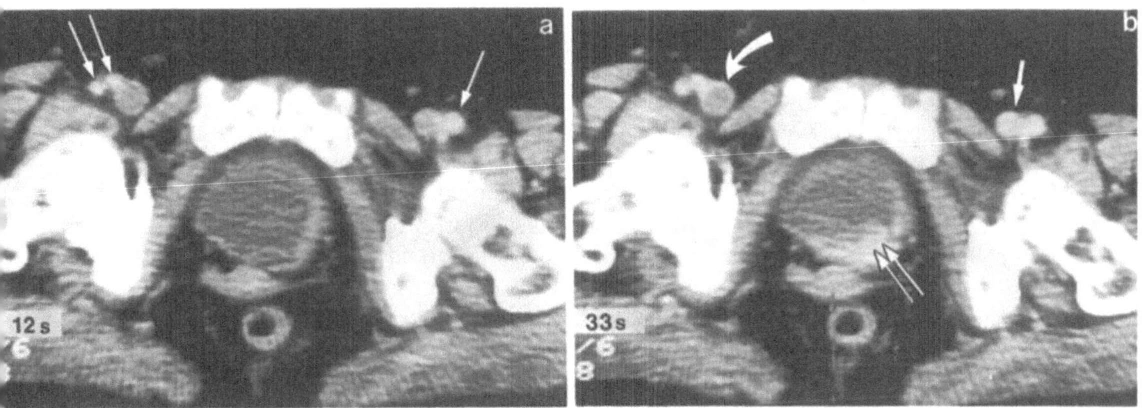

Abb. 16 a–d

Abb. 17 a, b

6.2 Herz

Zur Zeit liegt die wesentliche Bedeutung der Herzcomputertomographie in der Diagnostik von intrakavitären Raumforderungen.

Aber auch zur Kontrolle aortokoronarer Bypassverbindungen und in der Diagnostik von koronaren Herzerkrankungen eröffnet die CT Perspektiven, die z. Z. experimentell und klinisch im Vergleich zu anderen Methoden erarbeitet werden.

In der kardiologischen CT-Diagnostik dient KM im wesentlichen zur Kontrastierung der Ventrikel und Koronargefäße, da im Nativbild eine genaue Abgrenzung der Ventrikel von der Herzwand bzw. Septum nicht möglich ist. Die Kontrastierung des intravasalen Raumes in der Herzdiagnostik läßt sich in 4 Formen durchführen:

1. Fraktionierte KM-Gabe pro Scan (10–20 ml) einer größeren KM-Menge von ca. 100–150 ml.
2. Basiskontrastierung mit 90 ml und dann eine fraktionierte Bolusgabe in kleineren Mengen von jeweils 10–20 ml bis zu einer Gesamtmenge von 200–250 ml.
3. Eine intravenöse Schnellinfusion von 200 ml. Hierbei besteht der Vorteil in einer gleichmäßigen KM-Anreicherung über einen bestimmten Zeitraum von ca. 10–15 min.
4. Bolusinjektion von ca. 25–30 ml KM mit Hilfe eines Druckinjektors bei Durchführung einer schnellen Serie von CT-Scans (6–7 Scans/min) für funktionelle Untersuchungen, v. a. zur Kontrolle eines aortokoronaren Venenbypasses.

Die meisten Untersuchungen betreffen das Studium morphologischer Veränderungen in verschiedenen Schichtebenen und Funktionszuständen, so daß wegen des längeren Untersuchungszeitraumes eine höhere KM-Dosis eines hochkonzentrierten KM (Urografin 76%) bevorzugt wird.

6.2.1 Infarkt

Nach Applikation von KM zeigt sich im Tierexperiment beim frischen Infarkt ein verzögerter KM-Anstieg. Direkte Messungen der Jodkonzentration mit einer Fluoreszenzmethode ergaben eine verzögerte Jodakkumulation im infarzierten Areal, die nach 10 min deutlich höher lag als im umgebenden Gewebe. Die größten Differenzen zum normalen Myokard wurden nach 150–180 min gemessen. Obwohl dieser Mechanismus des KM-Verhaltens im infarzierten Myokard bisher nicht eindeutig geklärt werden konnte, wird als Ursache ein verzögerter Wash-out des KM aufgrund der gestörten Perfusion diskutiert.

Auch In-vivo-Untersuchungen an Tieren und Menschen ergaben die gleichen Ergebnisse. Unmittelbar nach Kontrastmittelapplikation stellt sich die Infarktzone aufgrund der Minderperfusion des Myokards hypodens gegenüber dem umgebenden Herzmuskelgewebe dar. Nach ca. 10 min zeigt sich jedoch in dem infarzierten Areal eine vermehrte Dichte im Vergleich zur Umgebung. Eine durch den Infarkt bedingte Myokardverdünnung konnte selbst bei kleineren Infarkten nachgewiesen werden.

In-vitro-Versuche haben eine lineare Korrelation zwischen dem im CT bestimmten Infarktvolumen und der tatsächlichen Infarktausdehnung ergeben. Die errechneten Infarktvolumina lagen im Schnitt bis zu 27% unter der wirklichen Infarktgröße. Als Ursache wird der Teilvolumeneffekt angesehen, da in den Randgebieten des Infarktes in einer Schicht von 8 mm auch gesundes Myokard erfaßt wird. Eine andere Fehlermöglichkeit liegt darin, daß das im Thoraxraum schräg liegende Herz trotz Kippung der Abtastebene meist nicht horizontal im rechten Winkel zur Längsachse angeschnitten wird. Bei den heutigen Scannern mit Untersuchungszeiten über 1 s ergeben sich somit noch zu starke Einschränkungen, um die Computertomographie routinemäßig zum Nachweis von Infarktzonen einzusetzen.

Die bei Infarkten auftretenden Dys- und Akinesien der Herzwand können mit Hilfe der herzphasengesteuerten EKG-getriggerten Kardio-CT nachgewiesen werden (Abb. 18). Aufgrund des Aufwandes der Methode und auch der Strahlenbelastung kann jedoch diese Methode lediglich in maximal 2 Schichten

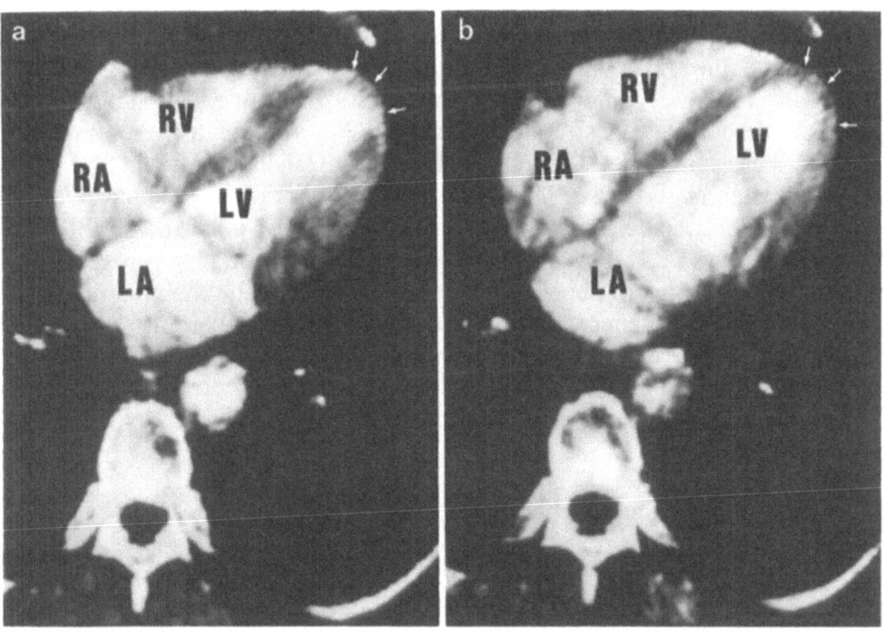

Abb. 18a, b. EKG-getriggertes Bild eines Patienten mit Vorderwandinfarkt. **a** Systole: Die Herzwand im Bereich der Herzspitze ist verdünnt und akinetisch *(Pfeile)*, während sich das laterale Myokard und Septum deutlich kontrahieren. Der ventrale Abschnitt des linken Ventrikels zeigt gegenüber den übrigen Ventrikelabschnitten aufgrund der fehlenden Kontraktion eine sackförmige Ausstülpung. **b** Diastole: In der Füllungsphase ist die Myokardverdünnung kaum noch zu erkennen. *RV* rechter Ventrikel, *LV* linker Ventrikel, *LA* linker Vorhof, *RA* rechter Vorhof

durchgeführt werden. Insbesondere die Bewegungseinschränkung der Herzvorderwand kann in der Systole und Diastole computertomographisch erfaßt werden. Hieraus ergibt sich die Möglichkeit, auch Einschränkungen der Ejektionsfraktion zu berechnen. Lackner et al. (1982) und Rienmüller et al. (1982) haben in Untersuchungsreihen nachgewiesen, daß die CT durchaus geeignet ist, mit Hilfe der Berechnung des endsystolischen und enddiastolischen Volumens in verschiedenen Schichtebenen die Ejektionsfraktion zu berechnen.

Auch der alte Infarkt zeigt im Computertomogramm eine verminderte Dichte gegenüber dem normalen Myokard. Nach KM-Gabe kommt es wegen der ausgedehnten Narbenbildung nach ca. 10 min nicht wie beim frischen Infarkt zu einer Dichteanhebung.

6.2.2 Herzwandaneurysma

Auch die als Folge eines Infarktes auftretenden Herzwandaneurysmen gelten als Indikation für die CT. Die meisten Herzwandaneurysmen entstehen an der Herzspitze und Herzvorderwand. Hinterwandaneurysmen werden weit seltener gefunden. Die aneurysmatische Herzwand besteht meist aus Narbengewebe, teilweise aber auch aus funktionstüchtigem Myokard.

Mit Hilfe der CT gelingt der Nachweis eines Aneurysmas an der Vorderwand und Seitenwand des linken Ventrikels ohne Schwierigkeiten. Hingegen gelingt die Darstellung von Veränderungen an der Herzhinterwand deutlich schlechter. Im CT kann die Aussackung und Zerstörung sowie eine Verdünnung der Herzwand erfaßt werden. Besteht noch eine ausreichende Durchblutung des aneurysmatischen Gewebes, so steigt nach KM-Gabe die Dichte in diesem Bezirk an. Fibrosiertes narbiges Gewebe stellt sich als Füllungsdefekt dar. Ohne Schwierigkeiten sind die häufig bei älteren Aneurysmen auftretenden Verkalkungen der Herzwand aufgrund ihrer hohen Dichte nachweisbar (Abb. 19).

Mit Hilfe der EKG-getriggerten Kardio-CT können in einer ausgewählten Schichtebene Aussagen über die Kinetik der Herzwand beim Aneurysma gemacht werden. Die aneurysmatische Herzwand kann dabei, insbesondere in der Systole, gut abgegrenzt werden, da es aufgrund der fehlenden Kontraktionsmöglichkeiten dieses Herzwandabschnittes zu einer noch deutlicheren Aussackung und Verbreiterung der Herzwand kommt.

6.2.3 Intrakavitäre Raumforderungen: Thromben, Tumoren

Thromben entwickeln sich außerdem häufig infolge eines Myokardinfarktes im linken Ventrikel oder im linken Vorhof. Thromben nach Infarkt werden nach Godwing et al. (1981) in 20–60% bei Autopsien gefunden.

Voraussetzung für eine Diagnostik von intrakavitären Raumforderungen ist eine ausreichende intravasale KM-Anhebung, die mit einer kontinuierlichen schnellen Infusion eines hochkonzentrierten KM (Urografin 76%) über den gesamten Untersuchungszeitraum von ca. 10–15 min gewährleistet ist, da intraventrikuläre Raumforderungen ohne KM-Gabe aufgrund ihrer Dichte meist

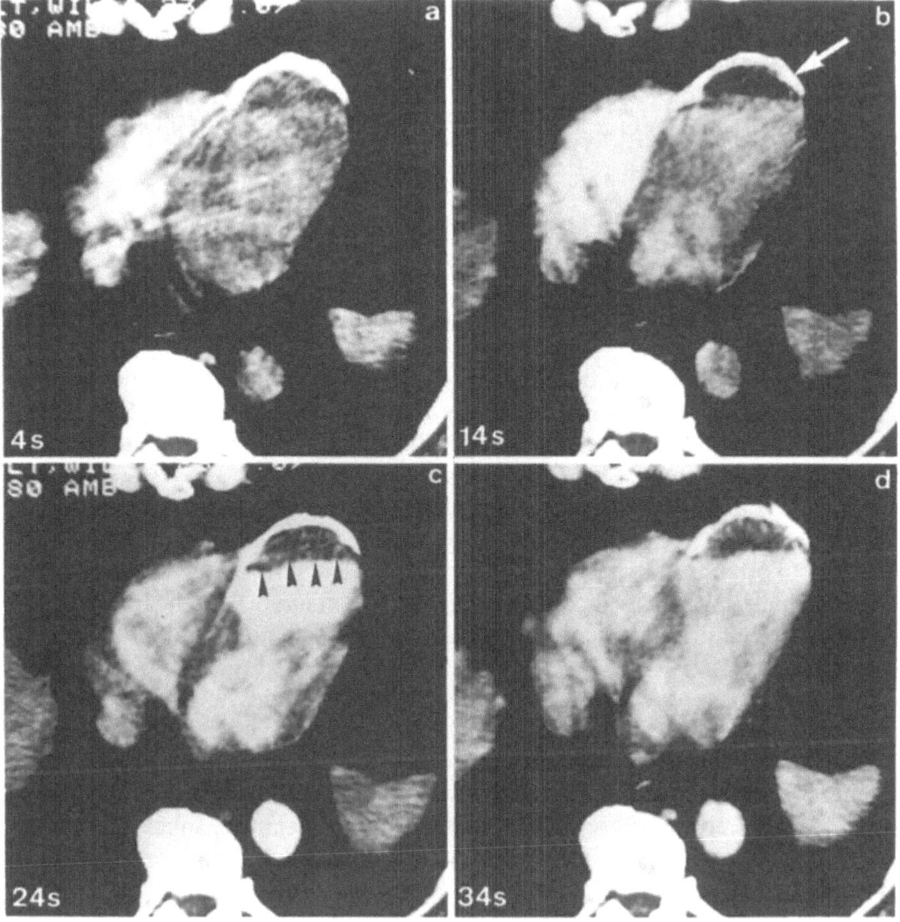

Abb. 19a–d. Herzwandaneurysma mit Thrombus und Kalksichel *(Pfeil)* in der linken Herzspitze bei Zustand nach altem Infarkt. Erst nach KM-Gabe zeigt sich der Thrombus als Aussparung im ventralen Anteil des linken Ventrikels. Gegenüber dem KM- und blutgefüllten Ventrikel zeigt sich eine glatte unphysiologische Begrenzung *(Pfeile)*

nicht vom Blut abgegrenzt werden können. Die Untersuchung erfolgt pro Schicht wie bei der übrigen CT in Atemstillstand. Die Thromben stellen sich, wie auch andere Raumforderungen, im kontrastierten Blut als Füllungsdefekte dar. Auf diese Weise gelingt auch die Differenzierung der unterschiedlichen Formen eines Thrombus: Kugelform, flach wandständig oder auch gesticlt (Abb. 19).

Die Unterscheidung zu intrakavitären Tumoren, wie z.B. Myxom, Fibrom, Lipom, Angiom, Rhabdomyom und auch Sarkom, gelingt in vielen Fällen nicht. Aufgrund ihrer niedrigen Dichte sind Lipom (80–100 HE) und Zyste (0–20 HE) gut von allen anderen Raumforderungen abzugrenzen. So ergeben im wesentlichen Anamnese und Vorgeschichte differentialdiagnostische Hinweise (Abb. 20).

6.2.4 Aortokoronarer Bypass

Mit Hilfe der nichtinvasiven CT besteht die Möglichkeit, die Funktion eines Bypasses zu kontrollieren.

In einigen Fällen kann der Bypass schon im Nativbild dargestellt werden, ohne daß jedoch eine Aussage über seine Funktion möglich ist. Als Einschränkung der Beurteilbarkeit müssen die operationsbedingten, artefaktauslösenden Metallclips angesehen werden.

Um die Funktion eines Bypasses darzustellen, ist immer die vorherige intravenöse KM-Gabe notwendig. Die günstigste Möglichkeit der Darstellung eines aortokoronaren Bypasses liegt im proximalen Drittel der Aortenwurzel kurz unterhalb der Bypassabgänge, möglichst 1–2 cm vom Metallclip entfernt.

Zur Anwendung kommen dabei zwei unterschiedliche Verfahren der KM-Applikation:

1. Eine Basiskontrastierung vom mindestens 50 ml eines hochkonzentrierten KM und eine Nachinjektion mit ca. 20 ml vor jeder CT-Schicht. Mit dieser Technik kann das ganze Herz in sämtlichen Schichten mit seinen Bypässen im gesamten Verlauf dargestellt werden. Mit dieser Methode einer gleichmäßig hohen Kontrastierung während des gesamten Untersuchungsganges ist es möglich, die Bypässe von anderen Gefäßen, vom umgebenden Fettgewebe und vom Myokard zu differenzieren.

2. Bei der 2. Technik wird nach intravenöser Bolusapplikation von 25–30 ml KM eine dynamische (Serien-) CT in einer vorher festgelegten Schichtebene meist unmittelbar unterhalb des Abganges des Bypasses angefertigt, um dessen Funktion zu erfassen. Auf diese Weise kann das mit dem Blut transportierte KM dynamisch bei seinem Durchfluß durch das rechte Herz, linke Herz und auch die Aorta selektiv verfolgt werden. Mit Hilfe dieses dynamischen computertomographischen Untersuchungsverfahrens können auch die Bypässe, deren KM-Maximum geringgradig später als in der Aorta erscheint, in den meisten Fällen gut erfaßt werden. Da meist nur eine geringe KM-Menge für eine CT-Serie nötig ist, können weitere Schichten in verschiedenen Ebenen angefertigt werden.

Ein funktionierender durchgängier aortokoronarer Bypass wird im CT nach intravenöser KM-Gabe punktförmig als hyperdenses Areal dargestellt (Abb. 21). Nach Lackner gilt ein Bypass als durchgängig, der gegenüber dem Nativbild eine Dichteanhebung von 30–70 CT-Einheiten aufweist.

Bei fehlendem Kontrastanstieg nach KM-Gabe gilt ein Bypass als nicht funktionsfähig. Eine exakte Lokalisation des Verschlusses ist jedoch mit der CT nicht möglich.

50

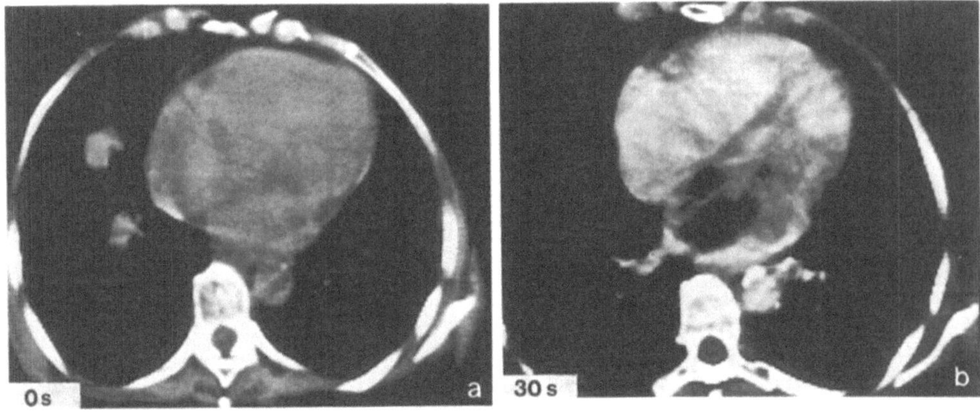

Abb. 20a, b. Vorhofmyxom. Ohne KM ist der Tumor im linken Vorhof nicht abgrenzbar, da zwischen Blut- und Tumorgewebe keine Dichtedifferenzen vorhanden sind. Erst nach vollständiger Kontrastierung der Herzhöhlen zeichnet sich der Tumor als KM-Aussparung ab

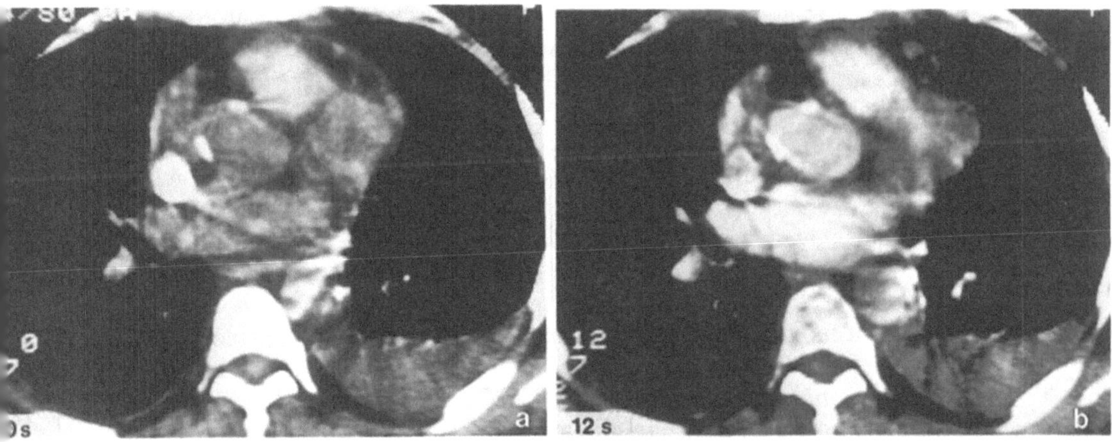

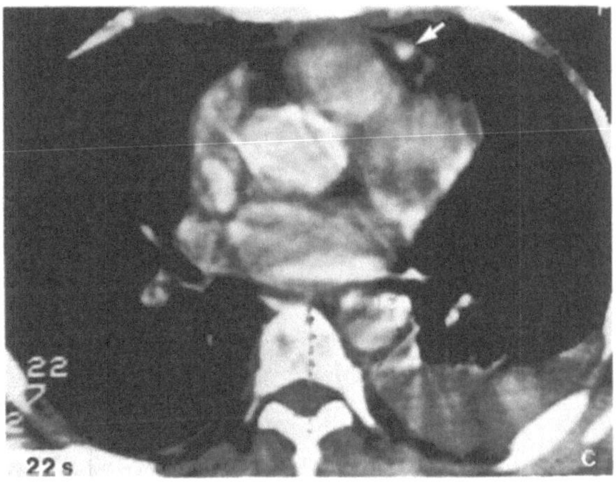

Abb. 21 a–c. Zustand nach Implantation eines aortokoronaren Venenbypasses (ACVB). Nach KM-Bolusinjektion zeigt sich linksventral *(Pfeil)* der KM-gefüllte Bypass zum Ramus interventricularis anterior (RIVA)

Bei 118 von Lackner (1980) computertomographisch untersuchten Patienten nach Bypassoperation ergab im Vergleich zur Koronarographie die CT eine Sensitivität von 89,6%. Lipton u. Higgins (1980) geben bei ihren Untersuchungen von 100 Bypässen eine noch höhere Sensitivität von über 95% an. Heuser et al. (1982) erreichten in ihrer multizentrischen Studie bei 611 aortokoronaren Bypassverbindungen (328 Patienten) eine Sensitivität von 92,6%, eine Spezifität von 78,1% und eine Gesamttrefferquote von 87,9%. Die Untersuchung, v. a. die Interpretation der Bilder, sollte nach Ansicht von Heuser et al. nur in Kenntnis des Operationsbefundes erfolgen.

6.2.5 Perikarderkrankungen

Die Möglichkeiten der CT, parakardiale Prozesse zu identifizieren, ist unumstritten. Ein Perikarderguß ist aufgrund seiner minderen Dichte (0–20 HE) zwischen Perikard und Myokard auch ohne KM-Applikation nachweisbar. Auch abgekapselte Ergüsse, die im Echokardiogramm Schwierigkeiten bereiten können, sind gegenüber mediastinalen Raumforderungen gut abgrenzbar. Eine Unterscheidung zwischen serösen und frischen hämorrhagischen Ergüssen ist wegen der höheren Dichte frischer Blutungen möglich. Auch parakardiale Raumforderungen können im CT erfaßt werden. Insbesondere bei konstriktiven Perikarderkrankungen kann die CT in Ergänzung zu anderen Methoden einen entscheidenden Beitrag leisten. Nach Doppman et al. (1981) ist im CT der Nachweis eines verdickten Perikards, einer erweiterten V. cava inferior (VCI) und einer Deformierung der Konturen des rechten oder linken Ventrikels ein Zeichen für eine herabgesetzte kardiale Füllung und ein reduziertes Schlagvolumen.

Mit Hilfe der dynamischen CT können neben der Darstellung morphologischer Veränderungen einer konstruktiven Perikarderkrankung, eines Perikardergusses oder eines Perikardtumors und einer Herztamponade die hämodynamischen und somit funktionellen Veränderungen sichtbar gemacht werden.

Neben einer Erweiterung der oberen und unteren Hohlvene ist nach KM-Bolusinjektion eine verlängerte Stase des KM in der oberen Hohlvene, ein verzögerter Abstrom und Transport durch die Herzkammern sichtbar (Abb. 22).

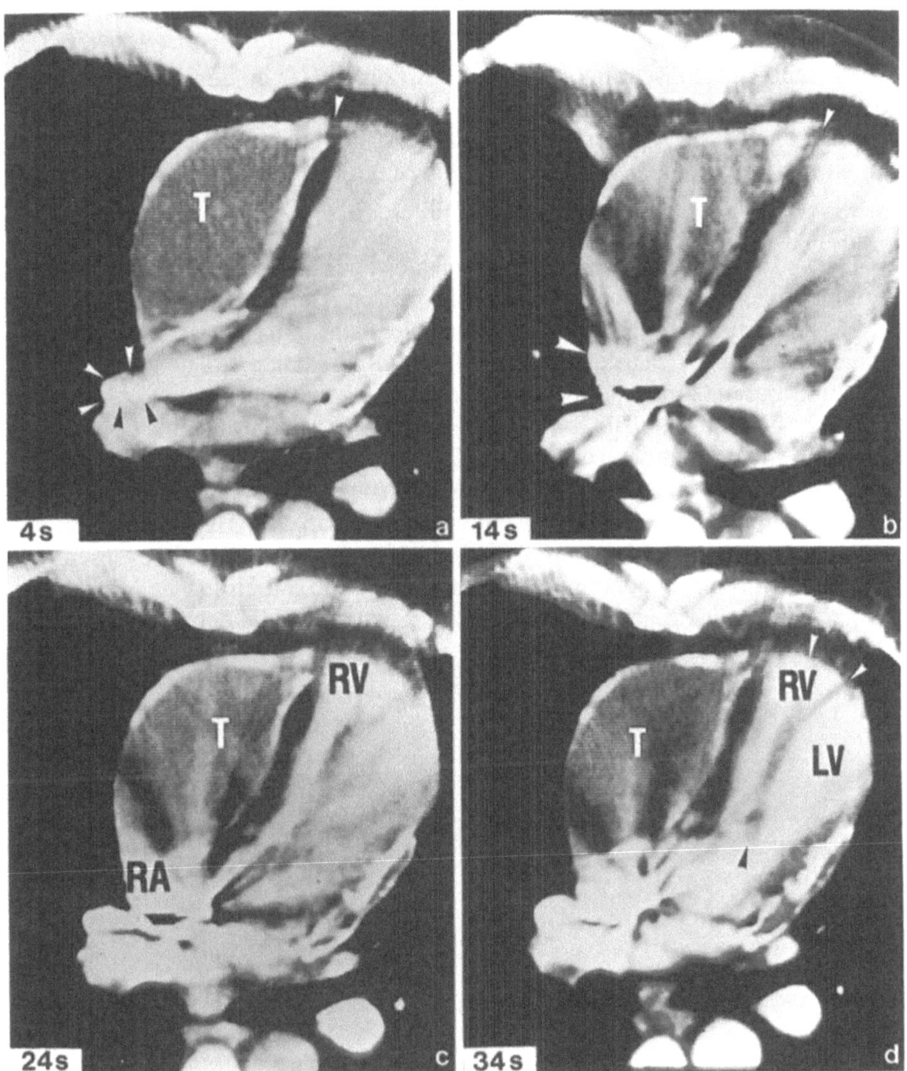

Abb. 22a–d. Perikardiale Raumforderung vor dem rechten Herzen **(a)** mit allseitiger wandständiger Verkalkung *(Pfeil)* (Dichte der perikardialen Raumforderung 28 HE). Breite Perikardverkalkung vor dem linken Herzen. Verzögertes Erscheinen des KM-Bolus nach I.-v.-Applikation in die V. cubitalis bei Pericarditis constructiva *(T* perikardiale Raumforderung). Kontrastierung der oberen Hohlvene *(Pfeile)*. Beginn des Dichteanstiegs im komprimierten rechten Ventrikel **(b)**. Schlauchförmige Einengung des rechten Ventrikels (RV) durch die perikardiale Raumforderung **(c)** und verspätete Kontrastierung aller Herzbinnenräume **(d)**. Erst jetzt können die Ventrikel voneinander nach vollständiger Kontrastierung durch das Septum intraventriculare abgegrenzt werden. Geringe Einengung des linken Ventrikels im Vergleich zum massiv komprimierten rechten Ventrikel. Spitzennahe Abwinkelung des Septum intraventriculare *(Pfeil)* als Zeichen der Pericarditis constructiva. Bis zu 34 s nach Bolusinjektion Stase des KM in der oberen Hohlvene und im rechten Vorhof. Dadurch massive artefaktauslösende Kontrastverstärkung im rechten Vorhof und in der V. cava superior, da kaum Verdünnung des KM

6.2.6 Wertung

Als wesentliche Einschränkung der Ganzkörper-CT in der Diagnostik von koronaren Herzerkrankungen muß die relativ lange Untersuchungszeit von 3–5 s angesehen werden. Verbesserungen der Bildqualität in der Herz-CT sind jedoch nur durch eine wesentliche Verkürzung der Untersuchungszeiten unter 1 s zu erreichen. Erst Scanzeiten im Millisekundenbereich ermöglichen eine effiziente Funktionsdiagnostik des Herzens.

Da die EKG-getriggerten Aufnahmen meist nur in einer Ebene durchgeführt werden, haben einige Arbeitsgruppen versucht, aus verschiedenen EKG-getriggerten Schichtebenen Systole und Diastole nicht nur in der transversalen, sondern auch in der sagittalen, vertikalen und paraxialen Ebene zu rekonstruieren und daraus einen 3dimensionalen Einblick in die Herzbinnenräume zu gewinnen, der Aufschluß über die regionale Funktion und somit eine Beurteilung der quantitativen Wandbewegung und Kalkulation der Ejektionsfraktion ergibt.

Erste Berichte sind über die Möglichkeiten des bildgebenden Verfahrens der Kernspintomographie (nuklearmagnetische Resonanz, NMR) in der Herzdiagnostik erschienen. Brady et al. (1982) haben im Tierversuch nachgewiesen, daß kleinste Details am Herzen im NMR dargestellt und mit Hilfe von Mangan ein frischer Infarkt als Zone von herabgesetzter Signalintensität deutlich als ischämisches Areal identifiziert werden kann.

6.3 Lunge und Mediastinum

Als Vorteil der CT gegenüber der konventionellen nichtinvasiven Röntgenunter-
suchung in der Diagnostik des Mediastinums ist die überlagerungsfreie Darstellung der anatomischen und pathologischen Strukturen in der horizontalen
Schichtebene anzusehen. Trotz des hohen Dichteauflösungsvermögen der CT
gelingt eine Abgrenzung eines raumfordernden Prozesses im Mediastinum von
umgebenden Gefäßstrukturen häufig nicht. Die diagnostische Bedeutung der CT
im Bereich des Mediastinums liegt in erster Linie in der Abklärung mediastinaler
Raumforderungen und vaskulärer Veränderungen. Aus diesem Grunde ist bei
den meisten mediastinalen Untersuchungen eine KM-Anwendung indiziert.

Im wesentlichen geht es dabei um die Abgrenzung eines mediastinalen
Prozesses von den großen Gefäßen, die in ihrem Verlauf die Anatomie des
mittleren und oberen Mediastinums bestimmen. Meist genügt in diesen Fällen
eine Infusionstechnik. Es empfiehlt sich eine intravasale Kontrastverstärkung
mit mehr als 60 HE für die Dauer der gesamten Untersuchung. Lediglich in
einzelnen Fällen bei umschriebenen Prozessen wird eine KM-Bolusinjektion zur
Feststellung des Ausmaßes der Vaskularisation angefertigt, um aus dem Grad
der Vaskularisation die Differentialdiagnose mediastinaler Erkrankungen einzu-
grenzen.

6.3.1 Gefäßdarstellung

Die Anatomie des Mediastinums wird vom Verlauf der vom Herzen ausgehenden
Gefäße bestimmt. Eine umschriebene Raumforderung kann erst dann eindeutig
identifiziert werden, wenn eine Verwechslung mit den umgebenden Gefäßen
ausgeschlossen werden kann. Die Gewebsdichte eines Lymphoms z.B. liegt
zwischen 35 und 50 HE und entspricht der des Blutes. Aufgrund der durch
Gefäßpulsation ausgelösten Artefakte sind geringe Dichteunterschiede mit den
heutigen CT-Scannern kaum nachzuweisen. Die Erkennung der Gefäßstrukturen im CT ist abhängig vom Anteil des mediastinalen Fettgewebes, das bei
schlanken oder kachektischen Patienten deutlich herabgesetzt ist. Weiterhin
hängt die Identifizierung eines Gefäßes von seiner Verlaufsrichtung ab. Axial
angeschnittene Gefäßbahnen können häufig besser zugeordnet werden als schräg
durch die computertomographische Schicht ziehende Gefäßabschnitte. Durch
eine intravasale Dichteanhebung mit Kontrastmittel um ca. 60 HE gelingt eine
eindeutige Abgrenzung der Aorta ascendens und descendens, des Aortenbogens
nebst brachiozephalen Abgängen und der V. cava superior. Weiterhin können
die V. anonyma, die V. jugularis interna, der Abgang der V. subclavia, der
A. carotis communis, die pulmonale Ausflußbahn, die Abgrenzung zwischen der
Aorta ascendens und des Truncus pulmonalis sowie der Azygosbogen sichtbar
gemacht werden.

6.3.2 Mediastinale Gefäßanomalien und mediastinale Tumoren

Mit Hilfe der dynamischen CT gelingt die Darstellung von kongenitalen Anomalien der großen mediastinalen Gefäße mit einer hohen Treffsicherheit ohne Einsatz der invasiven Angiographie. In einer ersten Studie von Baron et al. (1981) konnten mediastinale Gefäßanomalien einschließlich der oberen V. cava, des rechten Aortenbogens mit aberrierender linker A. subclavia, L- und D-Transpositionen der großen Gefäße und Stenosen, und ein Truncus arteriosus mit fehlender rechter Pulmonalarterie diagnostiziert werden. Mit Hilfe der dynamischen CT gelingt bei pathologischen Gefäßprozessen eine Diagnose u. a. auf Grund der veränderten zeitlichen Kontrastierung der Gefäße.

Neben der Abgrenzung eines raumfordernden Prozesses von den umgebenden Gefäßen durch eine intravasale Kontrastanhebung stellt sich auch die Frage nach der Artdiagnose. Im Mediastinum liefert die Lokalisation der Neubildung bereits wesentliche differentialdiagnostische Gesichtspunkte, die im CT durch die Analyse der Dichtewerte bereits in Nativscan ergänzt werden.

Mit Hilfe einer Boluskontrastmittelinjektion kann der Vaskularisationsgrad der Raumforderung bestimmt werden. Avaskuläre Raumforderungen weisen je nach Eiweißgehalt eine unterschiedliche Radiodensität auf. Neben Hämatomen und Abszessen können auch bronchogene Zysten Dichtewerte um 30 HE aufweisen, und somit ohne KM nicht von soliden Raumforderungen abgegrenzt werden. Die fehlende Kontrastanhebung weist jedoch auf zystische Gebilde hin. Über ein charakteristisches Vaskularisationsmuster einzelner Mediastinaltumoren ist in der Literatur bisher wenig mitgeteilt worden (Abb. 23). Eine mediastinale Raumforderung, die histologisch als papilläres Schilddrüsenkarzinom diagnostiziert wurde, zeigte gegenüber der Aorta eine verzögerte Dichteanhebung, deren maximale Kontrastanhebung ca. 50 s p.i. 50 HE betrug. Der weitere Dichteabfall innerhalb des Tumors entsprach dem der Aorta (Abb. 24).

Dagegen zeigte ein von uns untersuchtes malignes Thymom im vorderen Mediastinum lediglich eine geringe Anhebung um ca. 20 HE (Abb. 25).

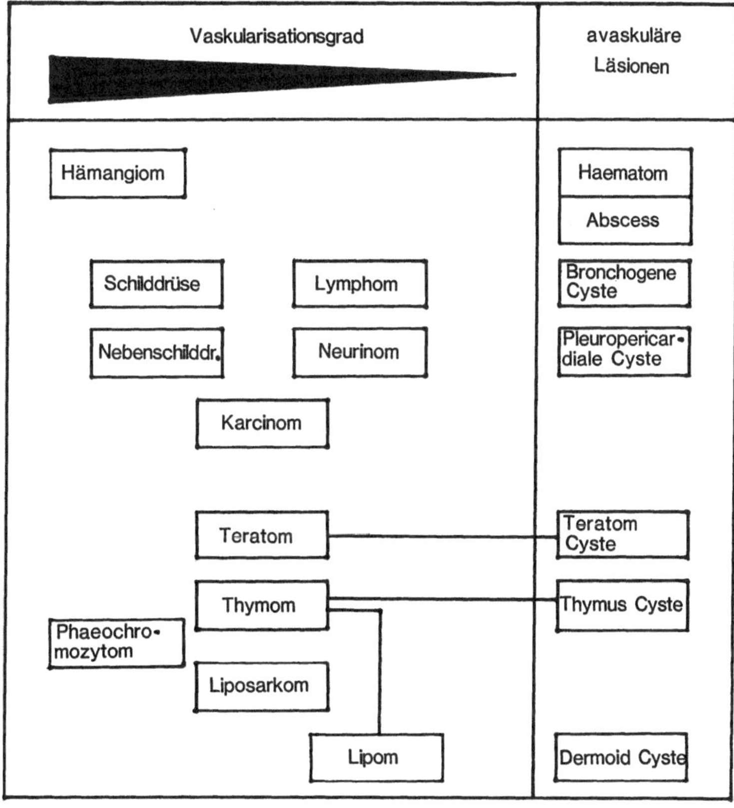

Abb. 23. Vaskularisationsgrad mediastinaler Raumforderungen. (Nach Wegener u. Claussen 1981)

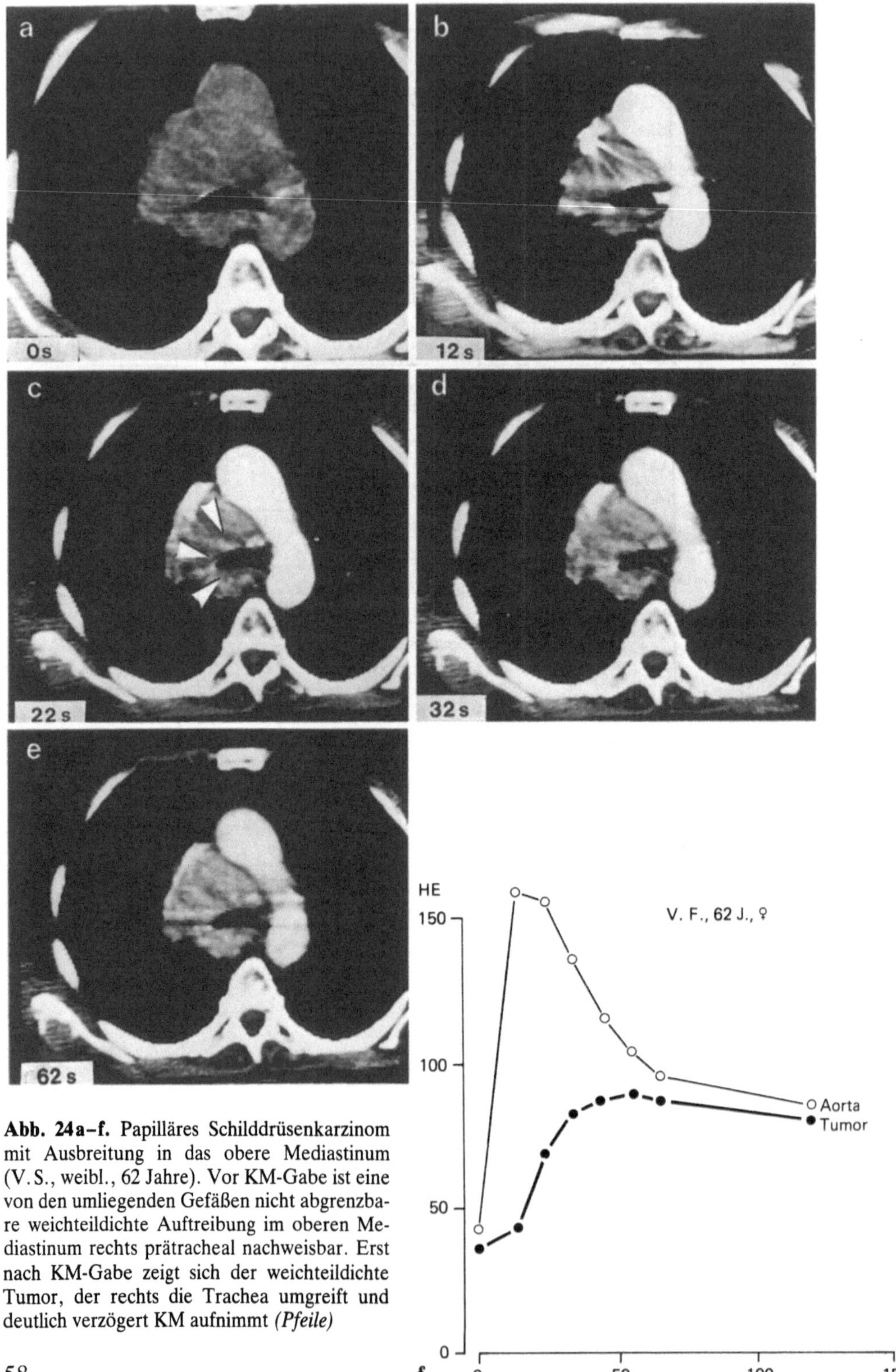

Abb. 24a–f. Papilläres Schilddrüsenkarzinom mit Ausbreitung in das obere Mediastinum (V. S., weibl., 62 Jahre). Vor KM-Gabe ist eine von den umliegenden Gefäßen nicht abgrenzbare weichteildichte Auftreibung im oberen Mediastinum rechts prätracheal nachweisbar. Erst nach KM-Gabe zeigt sich der weichteildichte Tumor, der rechts die Trachea umgreift und deutlich verzögert KM aufnimmt *(Pfeile)*

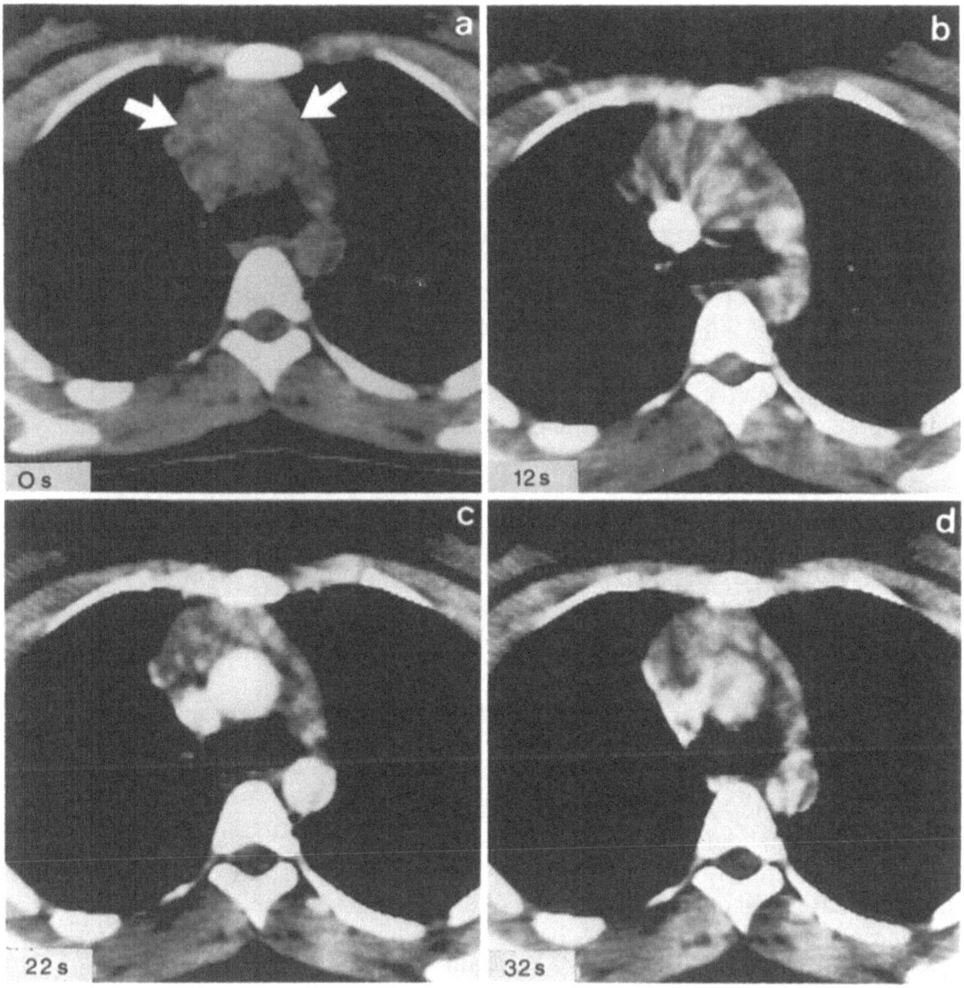

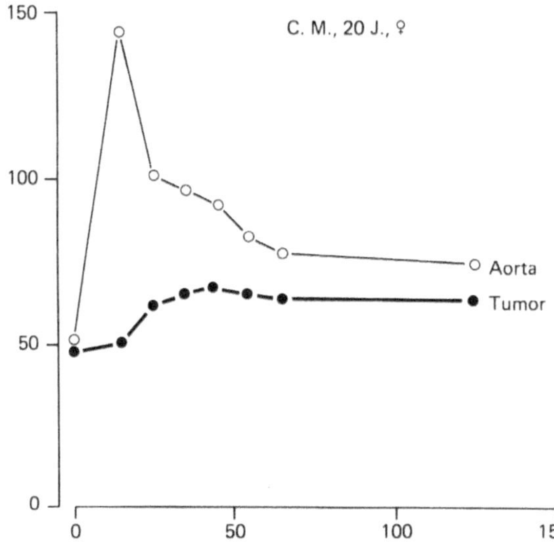

Abb. 25a–e. Malignes Thymom im vorderen Mediastinum (C.W., weibl., 20 Jahre). Im Nativbild vor KM-Gabe zeigt sich eine retrosternale, von den Gefäßen nicht abgrenzbare Raumforderung *(Pfeile)*. Erst zum Zeitpunkt der maximalen Kontrastierung der Aorta ascendens und descendens sowie V. cava superior ist der wenig KM-aufnehmende Tumor im vorderen Mediastinum klar von den Gefäßen abgrenzbar

6.3.3 Lungen- und Pleuratumoren

Bisher sind wenige Arbeiten über die Anwendung der dynamischen CT bei Lungen- und Pleuraprozessen erschienen. Nach Godwin u. Webb (1981) liegt die Bedeutung der dynamischen CT bei Lungentumoren in der Möglichkeit der Differenzierung eines vaskulären von einem nichtvaskulären Lungenprozeß. Nach ihren Erfahrungen kann mit Hilfe von Zeit-Dichte-Kurven eine arterielle Versorgung eines Lungenprozesses von einer systemischen Versorgung abgegrenzt werden.

Diese Information ist insbesondere vor chirurgischen Eingriffen von Bedeutung. Bei Verdacht auf arteriovenöse Fisteln und Lungenvenenvarizen gelingt aufgrund der massiven Kontrastverstärkung ein artdiagnostischer Hinweis bei einem intrapulmonalen Rundherd. Bei entzündlichen Veränderungen kommt es meist nur zu geringen Dichteanhebungen. Lungentumoren, insbesondere Bronchialkarzinome, zeigen eine geringgradige Dichteerhöhung, so daß innerhalb des Tumors eine Einschmelzung oder Nekrose abgegrenzt werden kann. Bei zentralen, z.B. paraortalen Tumoren gelingt mit Hilfe der dynamischen CT die Abgrenzung eines Lungentumors von der Aorta descendens und eine Abklärung gegenüber der Differentialdiagnose Aneurysma (Abb. 26).

Bedeutung gewinnt die dynamische CT auch bei Raumforderungen im Bereich des Lungenhilus, wo ein Tumor oder Lymphom von einem Gefäß abgegrenzt werden kann.

Problematisch ist der Einsatz der dynamischen CT bei kleineren intrapulmonalen Rundherden, da aufgrund des Teilvolumeneffektes und unterschiedlicher Atemlage des Patienten nur in seltenen Fällen eine verwertbare CT-Serie gelingt, die eine Zeit-Dichte-Auswertung ermöglicht.

Pleuramesotheliome zeigen nach einer Bolusinjektion eine maximale Dichteanhebung um ca. 70 HE, die aber gegenüber einer ausgedehnten Verschwielung keine unterschiedlichen Zeit-Dichte-Werte aufweist, so daß eine Differentialdiagnose mit Hilfe der dynamischen CT bei Pleuraprozessen nach unseren Erfahrungen nicht möglich ist. Die Kontrastanhebung scheint jedoch wichtig, um einen soliden Pleuraprozeß von einem exsudativen Pleuraerguß abzugrenzen. Dies gelingt in den meisten Fällen nicht ohne Kontrastmittelgabe.

6.3.4 Wertung

Die Bedeutung der dynamischen CT im Mediastinum und in der Lunge liegt im wesentlichen in der Abgrenzung eines avaskulären von einem vaskulären tumorösen Prozeß im Bereich des Mediastinums und der Lungen. Ohne Verwendung der invasiven Angiographie ist die Diffentialdiagnose zwischen einer Gefäßanomalie, Aortenaneurysma und einem soliden mediastinalen Tumor möglich. Im Lungenhilus gelingt ebenfalls eine Abgrenzung von Gefäßstrukturen gegenüber soliden oder zystischen avaskulären Prozessen.

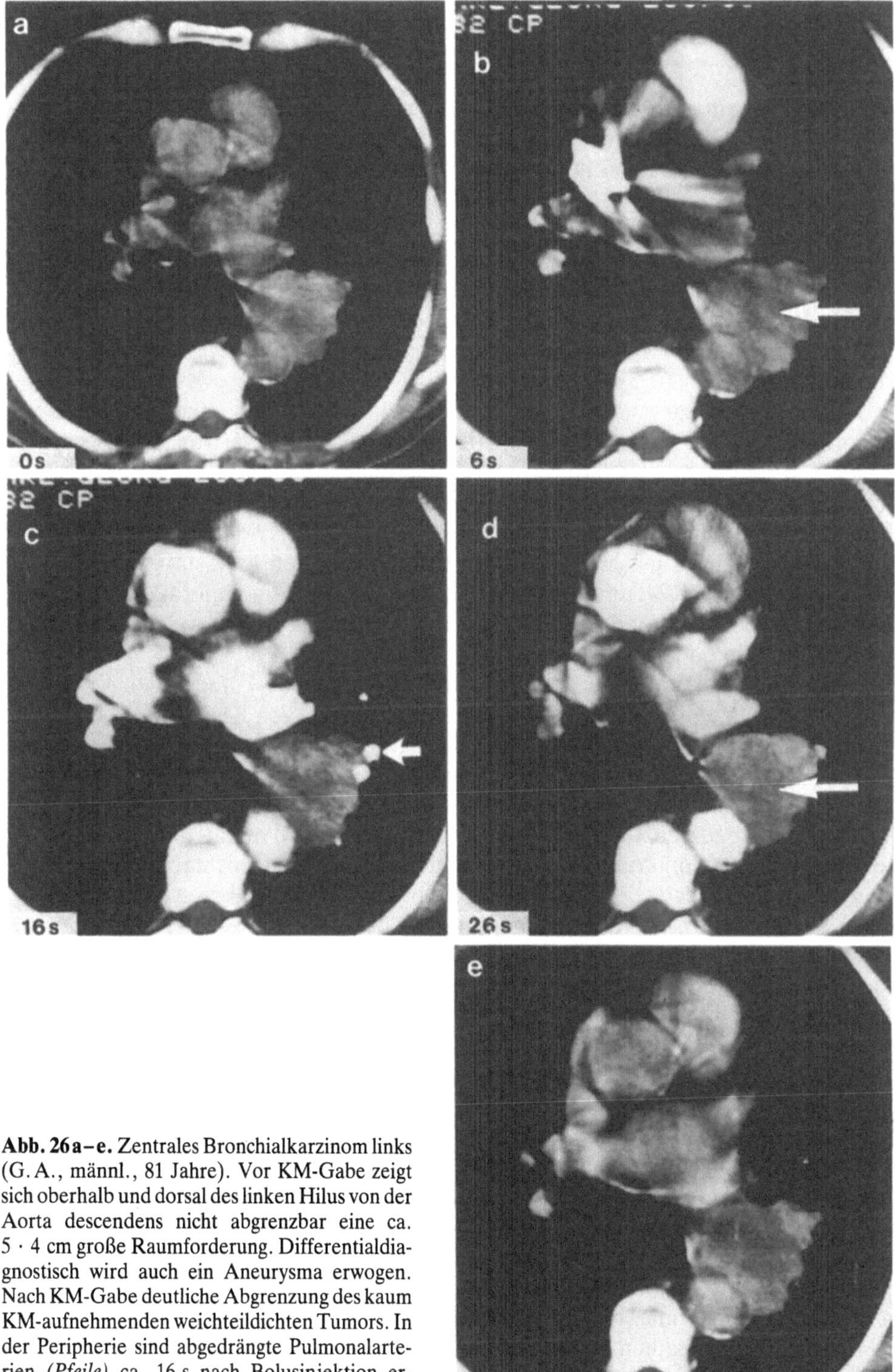

Abb. 26a–e. Zentrales Bronchialkarzinom links (G. A., männl., 81 Jahre). Vor KM-Gabe zeigt sich oberhalb und dorsal des linken Hilus von der Aorta descendens nicht abgrenzbar eine ca. 5 · 4 cm große Raumforderung. Differentialdiagnostisch wird auch ein Aneurysma erwogen. Nach KM-Gabe deutliche Abgrenzung des kaum KM-aufnehmenden weichteildichten Tumors. In der Peripherie sind abgedrängte Pulmonalarterien *(Pfeile)* ca. 16 s nach Bolusinjektion erkennbar

6.4 Anwendung der dynamischen Computertomographie im biologischen Experiment am Beispiel implantierter Lebertumoren

Im Tierexperiment wurde überprüft, ob ein im Computertomogramm ohne KM nicht nachweisbarer isodenser Tumor mit Hilfe der dynamischen CT nach intravenöser KM-Bolusinjektion zu einem bestimmten Zeitabschnitt sichtbar wird. Burgener u. Violante (1979) sowie Violante u. Dean (1980) haben als erste über den Nachweis von VX2-Tumoren mit Hilfe von KM in der Kaninchenleber berichtet, die entweder intraarteriell oder intraportal oder auch direkt in die Leber injiziert worden sind. Während es nach intravasaler Tumorzellinjektion zu einem diffusen Wachstum in der gesamten Leber kommt, wird mit Hilfe der direkten Implantation in das Leberparenchym ein lokales Tumorwachstum erreicht.

Im Gegensatz zu anderen Autoren haben wir für die experimentelle Tumorinjektion am Kaninchen den Brown-Pearce-Tumor verwendet. Dieser Tumor wurde zuerst im Jahre 1923 als experimenteller Tumor beschrieben. Histologisch handelt es sich um eine epidermoidales Karzinom, das aus der Skrotalhaut des Kaninchens stammt. Im Vergleich zum VX2-Tumor wächst der Brown-Pearce-Tumor langsam und führt zu einer späteren Metastasierung; als Hauptnachteil des VX2-Tumors ist die ausgedehnte frühzeitige zentrale Nekrotisierung anzusehen, so daß im Computertomogramm der Tumor schon nach kurzer Zeit als hypodense Struktur sichtbar wird.

Um ein lokales Tumorwachstum zu erzielen, werden die Tumorzellen direkt in die Kaninchenleber injiziert. Die CT-Untersuchungen erfolgen ca. 3 Wochen nach Tumorimplantation.

Wegen der geringen zentralen Tumornekrose kann der Tumor innerhalb der Leber vom umgebenden Leberparenchym aufgrund seiner Dichte im Präkontrastbild nicht abgegrenzt werden. Vor Durchführung der dynamischen CT wird die gesamte Leber von kranial nach kaudal untersucht. Als Schichtebene für die sequentielle CT wird, da der Tumor im Präkonstrastbild nicht abgrenzbar ist, die vorher bekannte perkutane Tumorinjektionsstelle gewählt, wo am ehesten ein Tumorwachstum in der Leber zu erwarten ist. Die dynamische CT wird somit in einer Schichtebene durchgeführt, in der kein Tumor in der Leber nachweisbar ist. In üblicher Technik werden per Hand 2 ml/kg KG Kontrastmittel (306 mg Jod/ml) Angiografin in 1–2 s über die Ohrvene injiziert. Innerhalb der 1. min werden 6 Bilder/min, anschließend Aufnahmen nach 90, 120, 240, 300 und 600 s angefertigt.

In der dynamischen CT zeigt sich schon in der früharteriellen Phase, insbesondere aber im Zeitraum zwischen der 15. und 40. s nach KM-Injektion zum Zeitpunkt der maximalen Kontrastverstärkung in der Leber, im Tumorareal gegenüber dem umgebenden Leberparenchym keine Dichteanhebung. Dieses Areal, das nach Aufarbeitung dem Tumor entspricht, ist gegenüber dem umgebenden Leberparenchym scharf abgegrenzt. Im weiteren zeitlichen Verlauf nach 600 s kommt es mit Abnahme der Dichte in der Leber zu einer Verringerung des Konzentrationsgradienten, so daß der Tumor kaum noch vom umgebenden Leberparenchym abgegrenzt werden kann (Abb. 27).

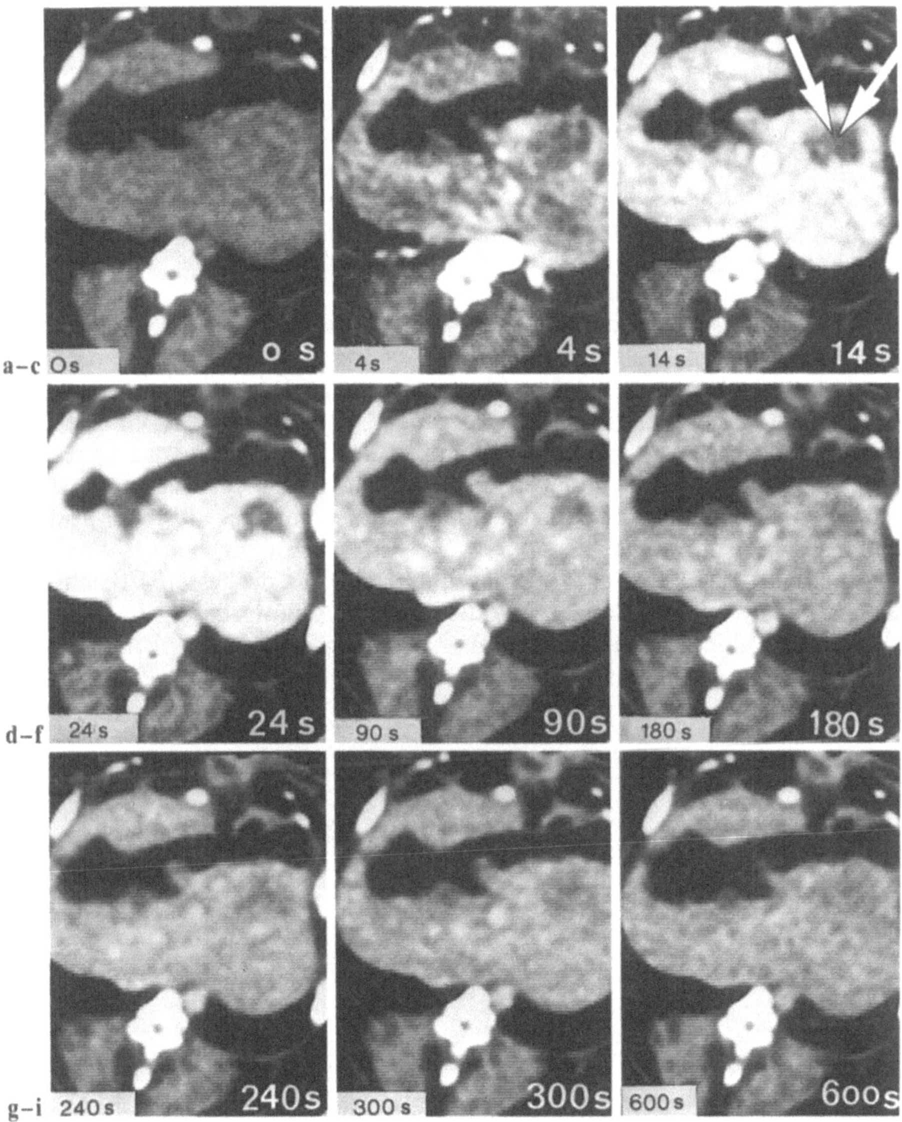

Abb. 27a–i. Implantierter Browne-Pearce-Tumor in der Kaninchenleber. Serien-CT der Kaninchenleber nach I.-v.-KM-Applikation. Nachweis eines vor KM-Gabe nicht erkennbaren Tumors *(Pfeile)* von 1 · 2 cm Durchmesser am deutlichsten zum Zeitpunkt des maximalen Kontrastanstiegs der Leber. (Aus Claussen et al. 1983 b)

Die verminderte KM-Anreicherung im Tumor, vorwiegend in der Phase der maximalen KM-Perfusion, ist im wesentlichen durch die herabgesetzte Tumordurchblutung zu erklären. In der späteren Phase dringt kaum KM in den Tumor ein, so daß es bei einem gleichzeitigen Absinken der Dichte im normalen Leberparenchym zu einer Herabsetzung der Kontrastdifferenz kommt. Schon Violante u. Dean (1980) konnten nachweisen, daß ein kleiner, noch nicht oder kaum nekrotisierter Tumor unter 1 cm meist nur mit Hilfe von KM vom umgebenden gesunden Leberparenchym abgegrenzt werden kann. Ihre Studien wurden mit Hilfe einer KM-Infusion ohne Möglichkeit einer Zeit-Dichte-Aufzeichnung vorgenommen.

Die Ergebnisse der dynamischen CT-Studien bei implantierten Lebertumoren zeigen, daß die maximale Kontrastdifferenz zwischen einem vorher im Präkontrastbild nicht erkennbaren Tumor innerhalb der 1. min insbesondere während der Vaskularisationsphase vorhanden ist. Im späteren Verlauf der Untersuchung nach KM-Injektion kommt es allmählich zu einem Dichteausgleich zwischen dem nur in geringem Maße KM aufnehmenden Tumor und dem gesunden Leberparenchym, so daß ein kaum oder wenig nekrotisierter Tumor dann nicht mehr nachweisbar ist.

Innerhalb der 1. min nach KM-Bolusinjektion beruht die bessere Erkennbarkeit einer hypo- oder avaskulären intrahepatischen Raumforderung im dynamischen CT im wesentlichen auf dem intravasalen und weniger auf dem interstitiellen Kontrastenhancement.

6.5 Leber

Der mittlere Absorptionswert der Leber des Menschen liegt bei 60 HE (Hübener: 61,3 ± 11,6 HE).

Der Nachweis einer intrahepatischen Raumforderung ist abhängig vom Kontrastgradienten zum umgebenden Leberparenchym. Aufgrund ihrer verminderten Dichte können die meisten intrahepatischen Prozesse auch ohne KM-Gabe nachgewiesen werden. Bei Herabsetzung der Leberdichte durch eine fettige Infiltration oder eine andere diffuse Lebererkrankung kann es zu einer Aufhebung der Kontrastdifferenz zwischen Lebergewebe und einer umschriebenen intrahepatischen Raumforderung kommen. So können Metastasen bei einer diffusen Leberverfettung übersehen werden. Aus diesem Grunde sollte bei einer Dichteminderung ab 15 HE gegenüber der normalen mittleren Leberdichte von 60 HE, bei erhöhten Leberfermenten und einem fraglich pathologischen Befund im Ultraschall oder Szintigramm eine dynamische CT in verschiedenen Ebenen durchgeführt werden.

Häufig nimmt die Dichte einer Metastase oder eines hepatozellulären Karzinoms von der Peripherie zum Zentrum hin ab. Durch eine Serien-CT läßt sich eine gegenüber der Umgebung unscharf begrenzte intrahepatische Raumforderung eindeutiger vom gesunden Leberparenchym abgrenzen. Weiterhin kann nach intravenöser KM-Bolusinjektion neben der Erhöhung der Dichtedifferenz während der Phase der stärksten Durchblutung der Leber eine Aussage über den Vaskularisationsgrad einer Läsion gemacht werden, obwohl mit Hilfe der CT im Gegensatz zur Angiographie in den meisten Fällen keine Zuordnung zu einzelnen Gefäßen bzw. Gefäßabschnitten gelingt.

Darüber hinaus kann mit Hilfe der Zeit-Dichte-Messungen nicht nur der Vaskularisationsgrad eines raumfordernden intrahepatischen Prozesses in der Frühphase (bis 60 s) bestimmt, sondern auch ein Einblick in das Kontrastmittelverhalten zu späteren Zeitabschnitten gewonnen werden. Bei avaskulären raumfordernden Prozessen gelingt eine verbesserte Abgrenzbarkeit im wesentlichen durch eine Erhöhung der Kontrastdifferenz aufgrund der höheren Dichteanreicherung im normalen Leberparenchym, die während der portovenösen KM-Passage am größten ist. Eine massive Kontraststeigerung unmittelbar nach KM-Injektion und ein schneller Dichteabfall in einer umschriebenen Läsion weisen in Übereinstimmung mit den bekannten angiographischen Kriterien auf eine vermehrte arterielle Tumorversorgung hin.

6.5.1 Gefäßdarstellung

Im CT-Bild vor KM-Gabe stellen sich die Lebergefäße – im wesentlichen nur
Portal- und Lebervenen – als rundliche, teilweise längliche hypodense Strukturen
dar. Durch Betrachtung aneinanderliegender Schichten können diese weniger
dichten Bezirke in den meisten Fällen von einem erfahrenen Diagnostiker
aufgrund ihres konzentrischen Verlaufs zum Leberhilus (Portalvenen) oder
weiter kranial zur V. cava (Lebervenen) identifiziert werden (Abb. 28). Lediglich
bei fettiger Infiltration mit Herabsetzung der Leberdichte um 20–30 HE sind im
CT-Bild vor KM-Gabe die Gefäße nicht sichtbar. Die parallel zu den Portalgefä-
ßen verlaufenden Gallengänge sind ohne biläre KM nur bei einer pathologischen
Erweiterung erkennbar. Die großen, von der A. hepatica abgehenden Leberarte-
rien sind zum Zeitpunkt der maximalen Kontrastverstärkung der Aorta im oder
in Nähe des Leberhilus von den noch nicht kontrastierten hypodensen, vorwiegend portalen Venen abgrenzbar (Abb. 28). Im Zeitraum von ca. 20–40 s nach
KM-Gabe können im Leberhilus und in der Leber die großen Portalvenen
kontrastiert abgegrenzt werden (Abb. 28 u. 29a); daneben sind in diesem
Zeitraum in der Umgebung der Vena cava weiter kranial innerhalb der Leber
multiple teils rundliche, teils längliche hypodense Areale nachweisbar, die sich
erst zwischen der 40. und 50. s geringfügig hyperdens gegenüber dem kontrastierten Lebergewebe abheben und somit als Lebervenen identifiziert werden können
(Abb. 28).

Anhand von 92 dynamischen CT der Leber wurden die Zeitabschnitte der
Kontrastierung der verschiedenen Lebergefäße (Arterien, Portalgefäße und
Lebervenen) bestimmt (Abb. 29b).

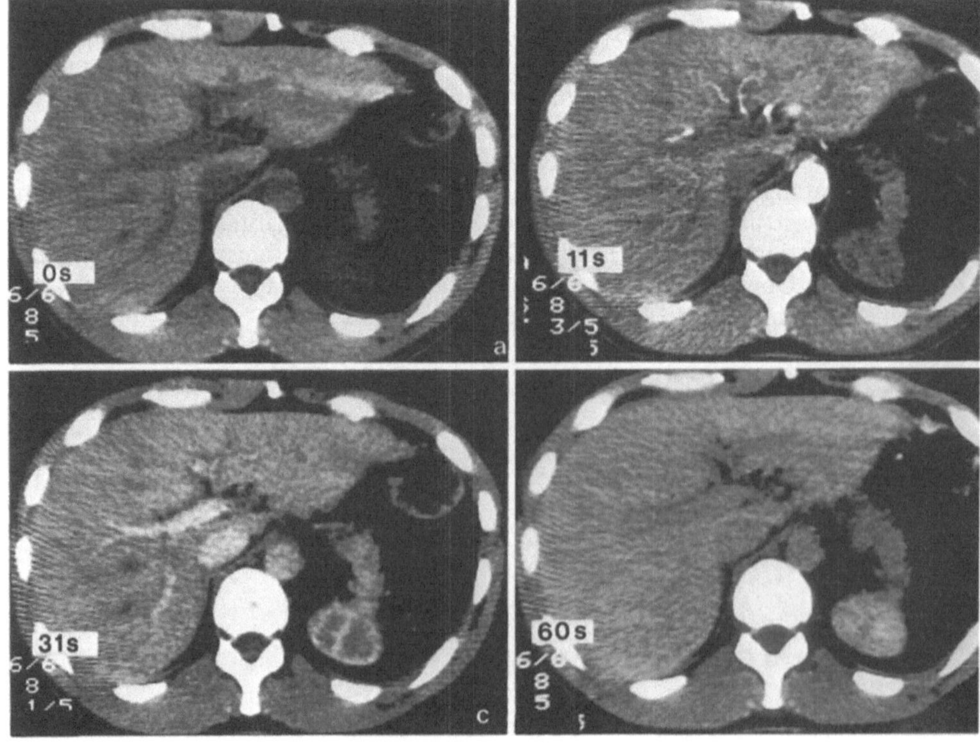

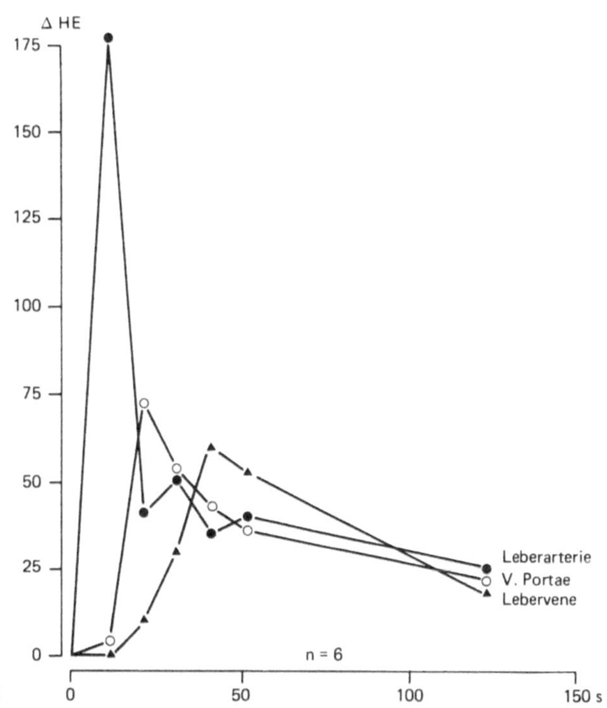

Abb. 29. a Zeit-Dichte-Diagramme der Lebergefäße nach I.-v.-KM-Applikation auf Basis der Mittelwerte. **b** Kontrastierung der Lebergefäße nach I.-v.-KM-Bolusinjektion (n = 92)

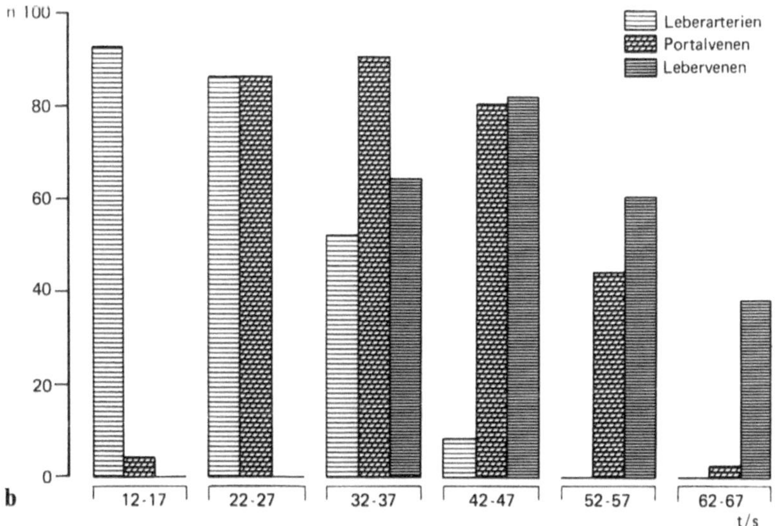

◄ **Abb. 28 a–d.** Dynamisches CT nach I.-v.-KM-Applikation in der Leber mit Darstellung der Lebergefäße: **a** vor KM-Gabe, **b** 11 s p.i., Kontrastierung der Aorta und hilusnahen Arterien; **c** 31 s p.i.; deutliche Kontrastierung der Portalvenen, hypodense Strukturen: Lebervenen; **d** 60 s p.i.; homogene Kontrastierung der gesamten Leber

6.5.2 Raumfordernde Prozesse

6.5.2.1 Maligne raumfordernde Prozesse

Eine dynamische CT der Leber wird nach folgenden Gesichtspunkten durchgeführt:

1. Im Präkontrastbild finden sich eine bzw. mehrere hypodense Zonen, die sich nicht eindeutig einem Gefäßverlauf zuordnen lassen.
2. Bei dringendem klinischem Verdacht auf eine Lebermetastasierung oder ein hepatozelluläres Karzinom, z.B. bei Erhöhung des α-Fetoproteins und einer Größen- und Formveränderung der Leber, auch wenn keine umschriebene oder diffuse Dichteminderung oder Dichteerhöhung innerhalb der Leber vorliegt.
3. Bei dringendem klinischem Verdacht auf eine Lebermetastasierung bei diffus verminderter Dichte.
4. Beim Nachweis einer solitären metastasen- oder tumorverdächtigen hypodensen Zone vor einer geplanten Leberteilresektion zum Ausschluß weiterer Metastasen.
5. Inhomogenes Dichtemuster in einem oder mehreren Leberlappen.
6. Zur Differentialdiagnose von uni- oder multifokalen hypodensen Arealen bei bekanntem und unbekanntem Primärtumor.
7. Bei klinischem Verdacht auf einen Leberabszeß, wenn innerhalb der Leber eine umschriebene Zone verminderter, evtl. wasseräquivalenter Dichte nachweisbar ist.

Lebermetastasen. Bei bekanntem Primärtumor und einer pathologischen Erhöhung der Leberfermente wird bei multiplen hypodensen Arealen im CT die Diagnose Lebermetastasierung gestellt. Bei Nachweis einer solitären unter 2 cm großen metastasenverdächtigen Zone wird die CT nach 3 und 6 Monaten wiederholt. Wenn es zu einer Größenzunahme oder zu einem multiplen Befall der Leber gekommen ist, wird ebenfalls die CT-Diagnose einer Lebermetastasierung als richtig angesehen.

Aufgrund des KM-Verhaltens wird eine Klassifizierung der Lebermetastasen in 4 Gruppen vorgenommen:

1. Keine KM-Aufnahme in dem hypodensen, z.T. fast isodensen (ΔHE 5–30) Tumor. Die Kontrastdifferenz gegenüber dem Leberparenchym erhöht sich aufgrund der Dichtezunahme in der Leber. Die maximale Dichtedifferenz wird zwischen der 40. und 50. s während der maximalen Kontrastanhebung der Leber erreicht.
2. Der vor KM-Gabe hypodense Tumor (Δ HE 5–30) zeigt im Zeitraum von 12–70 s eine periphere ringförmig hyperdense Kontrastverstärkung ohne Dichtezunahme im Tumorzentrum.
3. Der im Präkontrast-CT hypodense oder isodense Tumor weist eine massive Dichtezunahme während der arteriellen Phase (12–22 s) und einen ebenso raschen Dichteabfall auf.

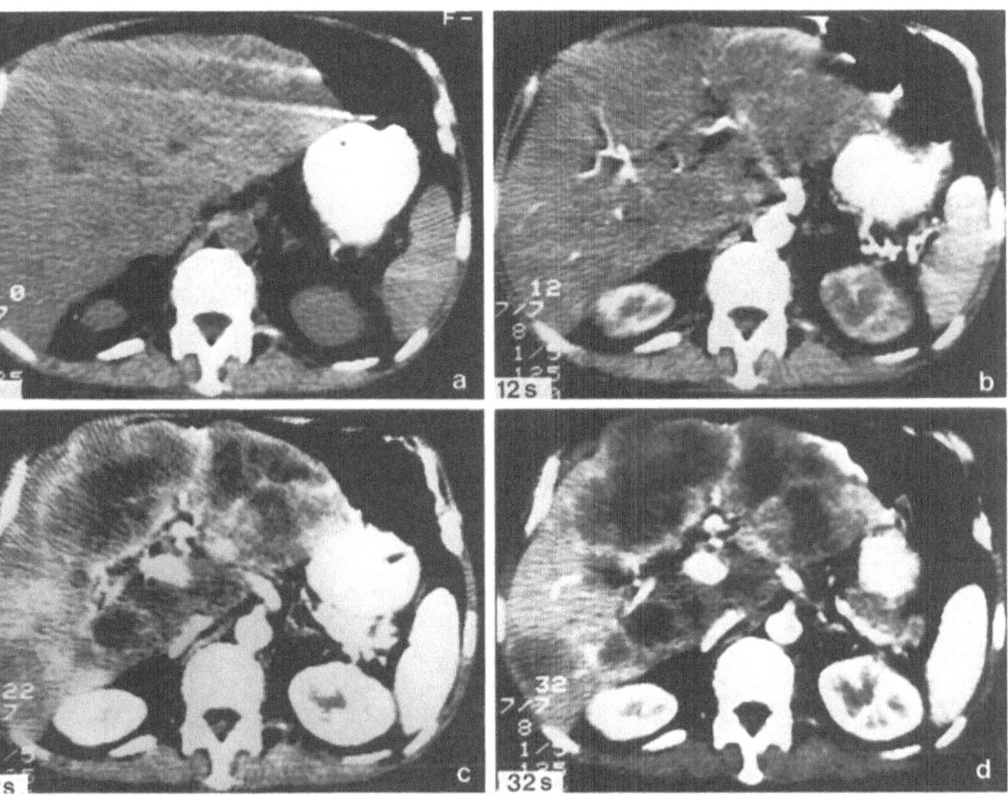

Abb. 30a–d. Metastasenleber bei Prostatakarzinom (A. J., männl., 74 Jahre). Im Nativbild polyzyklisch vergrößerte Leber ohne eindeutige metastasenverdächtige Areale. Die kleinen ovalären und teilweise länglichen hypodensen Bezirke entsprechen Gefäßstrukturen. Erst nach KM-Gabe **(b–d)** demarkieren sich große Metastasen

4. Der vor KM-Applikation hypodense Tumor zeigt einen langsamen Dichteanstieg bis 10 min p. i., so daß zu diesem Zeitpunkt die Metastase bei fehlender Nekrotisierung nicht mehr vom normalen Parenchym abgegrenzt werden kann (sog. „vanishing lesion"). Diese KM-Anreicherung ist im wesentlichen durch den Austritt des KM in das Tumorinterstitium bedingt.

Die in Gruppe 2 nachweisbare periphere Hypervaskularisation kann bei den einzelnen Metastasen zu unterschiedlichen Zeiten auftreten. Neben der ringförmigen Vaskularisation während der arteriellen Phase, die zwischen der 12. und 32. s nachweisbar ist, finden sich bei einzelnen Metastasen ringförmige Anreicherungen, die erst während der Portalphase nach 22 bzw. 32 s zu erkennen und noch bis ca. 70 s nach KM-Injektion von der Umgebung abgrenzbar sind.

In Gruppe 1 finden sich fast alle Bronchialkarzinom-, aber auch die überwiegende Zahl der Prostata- und Mammakarzinommetastasen (Abb. 30). Auffal-

lend ist die Häufigkeit von gastrointestinalen Tumoren, die ein Anreicherungsmuster der Gruppe 2 besitzen. Alle untersuchten Ösophaguskarzinommetasta-
sen zeigten einen ringförmigen hyperdensen Saum, der am deutlichsten in der
Frühphase (ca. 22 s p.i.) nachweisbar ist (Abb. 31). Die maximale Dichtedifferenz des hyperdensen Ringes zum umgebenden Lebergewebe beträgt bei 22 s ca.
20–25 HE. Nach 120 s ist die ringförmige Struktur kaum mehr nachweisbar. Die
zentrale Metastasenzone zeigt beim Ösophaguskarzinom nur selten eine geringe
Dichtezunahme um 5–8 HE.

Auch bei Pankreas-, Rektum-, Kolon- sowie Magenkarzinommetastasen
(histologisch: Adenokarzinom) kommt es zu einer ringförmigen Dichteanhebung
in der Peripherie der Metastase, die in einigen Fällen aber erst im Zeitraum
zwischen der 30. und 70. s p.i. beobachtet wird. In jedem Fall gelingt aufgrund
des kurzzeitig nachweisbaren hyperdensen Ringes eine bessere Abgrenzung vom
umgebenden normalen Leberparenchym.

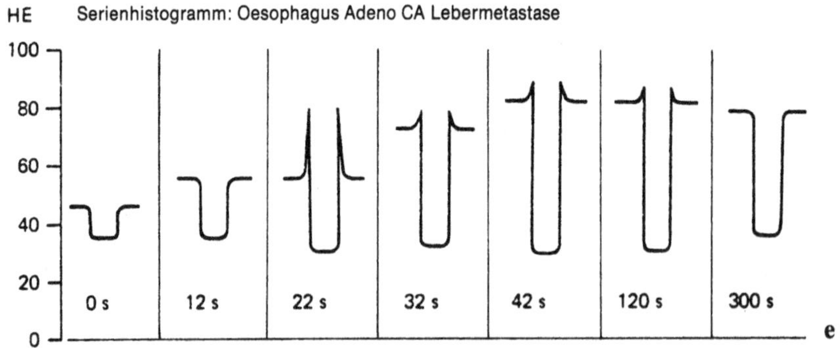

Abb. 31a–e. Ösophaguskarzinommetastase in der Leber (W. F., 58 Jahre). Serien-CT (0, 32, 400 s);
im Nativbild Nachweis mehrerer unscharf begrenzter hypodenser Areale in der Peripherie des
rechten Leberlappens **(a).** Nach KM-Gabe in der Frühphase (32 s p.i.) ringförmiges Kontrastenhancement in der Peripherie der vom übrigen Lebergewebe deutlich abgrenzbaren hypodensen
Areale **(b)**

70

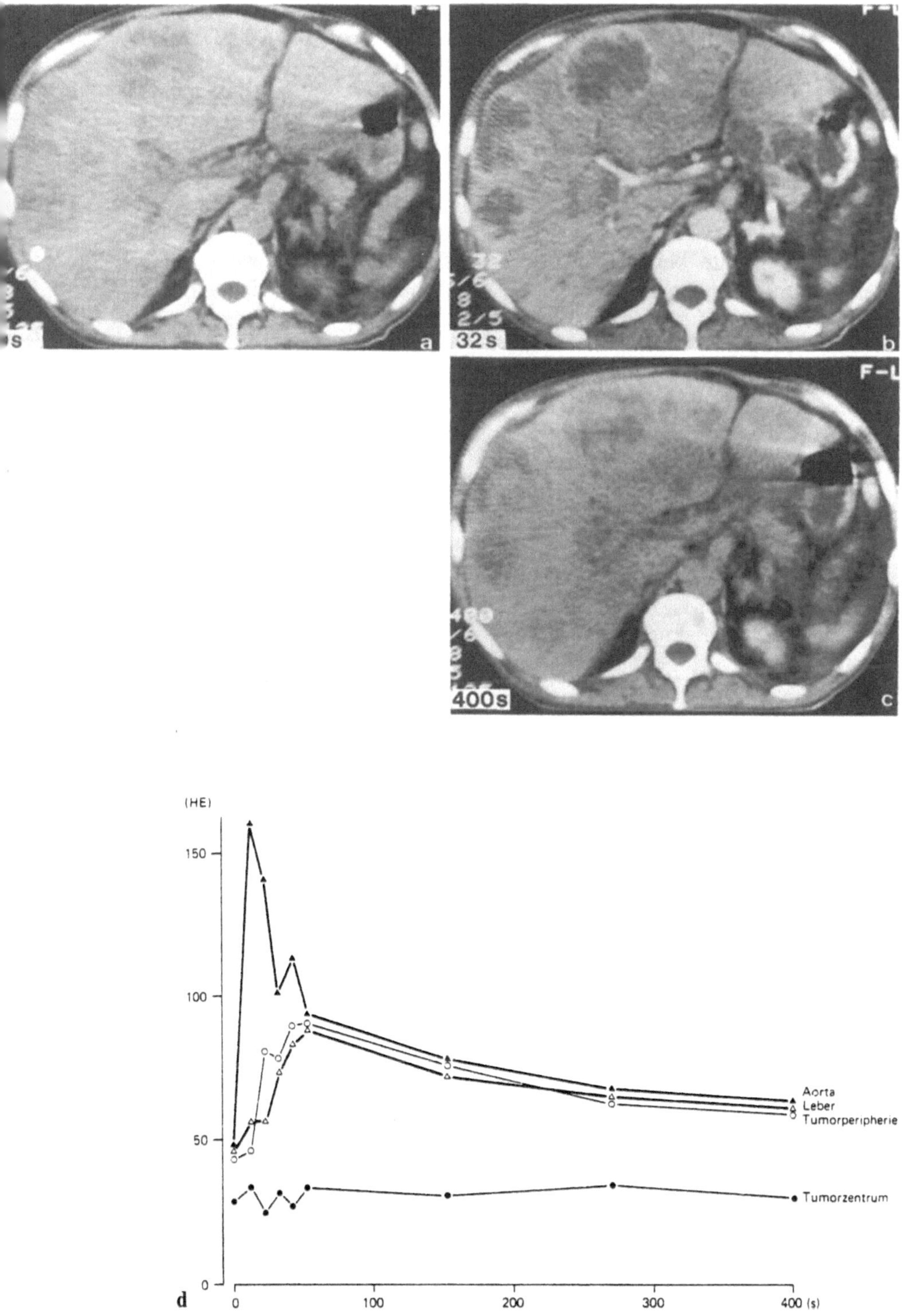

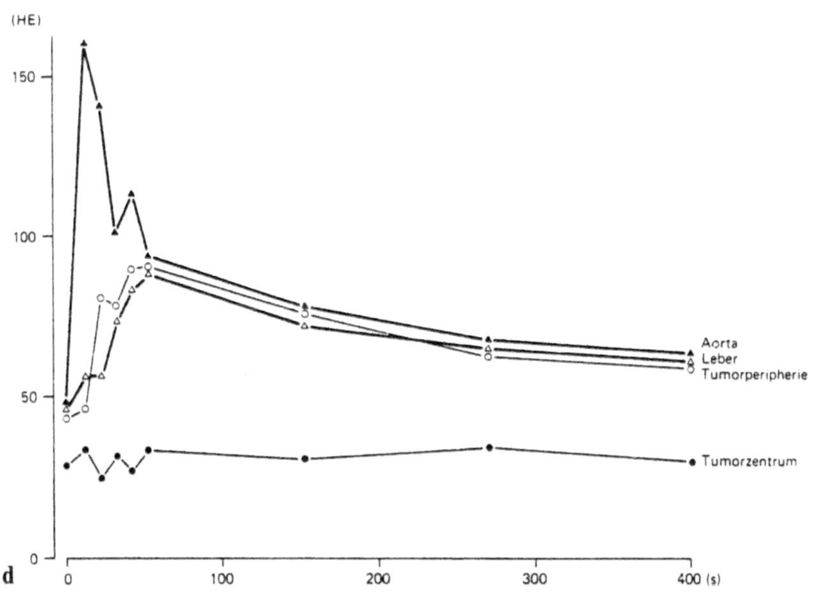
(HE)
150
100
50
0
Aorta
Leber
Tumorperipherie
Tumorzentrum
0
100
200
300
400 (s)
32 s
400 s
a
b
c
d

Das in Gruppe 3 beschriebene KM-Verhalten findet sich häufig bei Hyperne-phrommetastasen. In der arteriellen Phase kommt es zu einer massiven Hyper-vaskularisation der im Präkontrastbild hypodensen oder auch isodensen Leber-metastase. Lediglich die Nekrosezonen bei großen Metastasen zeigen keine KM-Anreicherung. Bisweilen haben die Hypernephrommetastasen im Präkontrast-bild eine gleiche Dichte wie das umgebende Leberparenchym (Abb. 32).

In der arteriellen Phase, ca. 12–22 s nach Beginn der KM-Injektion, kommt es zu einer massiven KM-Anflutung. Nach 32 s ist wieder eine deutliche Dichteabnahme in dem hypervaskularisierten Areal zu erkennen. Nach ca. 120 s entspricht die Dichte bei primär isodensen Lebermetastasen wiederum der Dichte des umgebenden Lebergewebes. Danach nimmt die Dichte mit der gleichen Geschwindigkeit wie das übrige Lebergewebe ab. Bei anderen Fällen von Hypernephrommetastasen finden sich auch hypodense Zonen, deren Dichte wie bei den meisten Metastasen um 15–25 HE niedriger liegt als im umgebenden, normal dichten Leberparenchym (Abb. 32).

Auch bei dieser Form der Hypernephrommetastasen kommt es zu einem massiven KM-Flush während der arteriellen Phase, deren Dichtemaximum bei ca. 22 s liegt. Nach ca. 50 s ist die Dichte gegenüber dem umgebenden Leberge-webe hyperdens. Danach fällt die Dichte in diesem Prozeß gegenüber dem Lebergewebe wieder rasch ab, so daß schon nach 120–180 s die Dichte in der Metastase um ca. 20 HE niedriger liegt als im normalen Lebergewebe (Abb. 32). Aufgrund des raschen KM-Abfalls nach der arteriellen Phase und der deutlich beschleunigten Dichteabnahme gegenüber dem normalen Leberparenchym in den ersten 3 min ist anzunehmen, daß es nur zu einem minimalen KM-Austritt in das Tumorinterstitium kommt.

Bei Patienten mit Metastasen eines Bronchial-, Kolon- und Magenkarzinoms findet sich bisweilen im Verlauf der Untersuchung bis 10 min p. i. ein langsamer Dichteanstieg im primär hypodensen Tumor (Gruppe 4). Vor KM-Gabe ist die Dichte innerhalb der häufig unscharf begrenzten Metastase um ca. 20 HE niedriger als im Leberparenchym; nach Kontrastmittelgabe zeigt die Metastase innerhalb der 1. min nur eine geringe Dichteanhebung um 15 HE. Die Kon-trastanhebung ist gegenüber dem normalen Leberparenchym verzögert. Nach ca. 300 s entspricht die Dichte innerhalb der Läsion den Absorptionswerten des umgebenden Leberparenchyms (ca. 65 HE). Diese im Zeitraum von ca. 5–10 min isodensen Läsionen (sog. „vanishing lesions") können durch eine KM-Infusion wegen des allmählichen KM-Übertritts in den Extravasalraum verdeckt werden und sind nur ohne KM und am deutlichsten nach I.-v.-KM-Bolusinjek-tion während des maximalen Kontrastanstiegs der Leber zwischen der 40. und 50. s abgrenzbar.

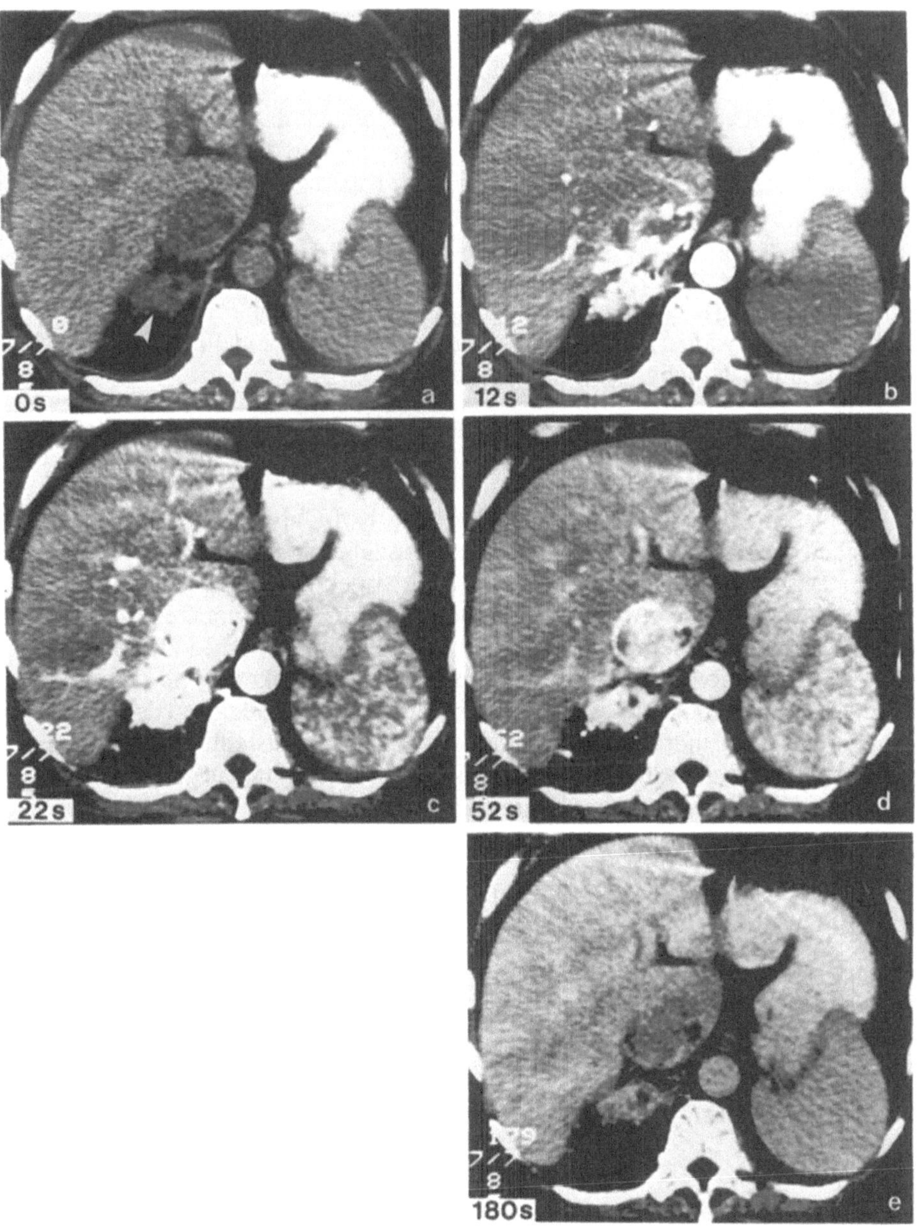

Abb. 32a–e. Hypernephrommetastase (J.S., 61 Jahre) im Lobus caudatus mit Ummauerung und Infiltration der V. cava sowie Metastase in der rechten Nebenniere *(Pfeil)*. Nach 12 s **(b)** und 22 s **(c)** massive KM-Anreicherung. Nach 180 s **(e)** minderdichte Zone wie vor KM-Gabe **(a)**

Hepatozelluläre Karzinome. Das KM-Verhalten nach I.-v.-Bolusinjektion bei hepatozellulären Karzinomen wurde in Anlehnung an die Anreicherungsformen bei Lebermetastasen in 4 Typen klassifiziert:

Typ 1. Vor KM-Gabe stellt sich der Tumor hypodens dar. Die Kontrastdifferenz zum gesunden Leberparenchym erhöht sich aufgrund der Dichtezunahme in der Leber. Das Maximum der Kontrastdifferenz wird zwischen der 40. und 50. s während der portovenösen KM-Passage erreicht.

Ein vorher nicht eindeutig abgrenzbarer Tumor läßt sich vom normal perfundierten Leberparenchym aufgrund einer Dichteanhebung im umgebenden gesunden Leberparenchym besser abgrenzen. Eine scheinbare Verkleinerung des Tumors, der während des Untersuchungszeitraumes von 10 min kein KM aufnimmt, läßt sich nicht nachweisen (Tabelle 3).

Typ 2. Der hypodense Tumor zeigt eine periphere ringförmige Dichteanhebung vorwiegend im Zeitraum zwischen der 32. und 120. s nach Injektion; zentral keine Dichtezunahme.

Bei diesem Typ besteht im CT-Bild vor KM-Gabe eine inhomogene, vorwiegend verminderte Dichte von großer Ausdehnung ohne scharfe Abgrenzung zum gesunden Leberparenchym. Nach KM-Injektion typische Dichteanhebung im gesunden Lebergewebe. In den Randgebieten des Tumors zeigt sich eine ringförmige Dichteanhebung vorwiegend im Zeitraum zwischen der 30. und 120. s nach Injektionsbeginn. Zwischen der zentralen Nekrose und dem Ring kommt es in den Randgebieten zu einer allmählichen geringfügigen Dichteanhebung, so daß der Eindruck einer Tumorverkleinerung entsteht. Aufgrund der ringförmigen, jedoch nicht hypervaskularisierten Dichtezunahme grenzt sich der Tumor deutlich vom gesunden Leberparenchym ab (Tabelle 3).

Typ 3. Ein primär isodenser Tumor zeigt nach KM-Gabe eine bessere Abgrenzbarkeit gegenüber dem Leberparenchym aufgrund einer verminderten KM-Aufnahme.

Der im Präkontrast-CT nicht erkennbare isodense Tumor bzw. Tumoranteil zeigt nach KM-Gabe eine verminderte KM-Aufnahme, so daß sich der Tumor während des maximalen Kontrastenhancements der Leber vom umgebenden Parenchym abgrenzen läßt. Während der weiteren Untersuchungszeit bis 10 min p.i. kommt es wieder zu einer allmählichen Verminderung der Kontrastdifferenz (Tabelle 3).

Tabelle 3. Unterschiedliches Zeit-Dichte-Verhalten verschiedener hepatozellulärer Karzinome

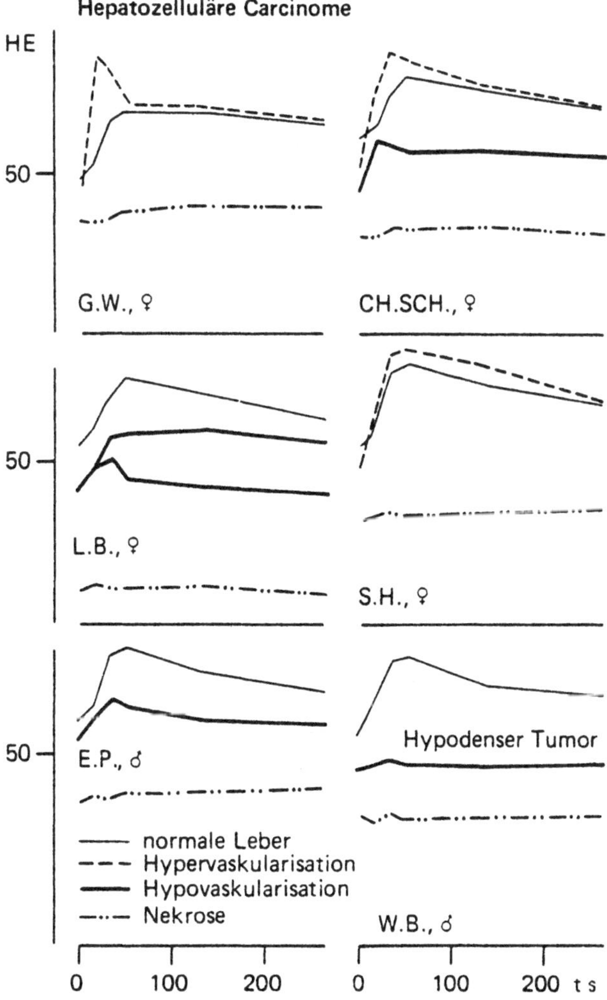

Typ 4. Der Tumor weist im CT vor KM-Gabe ein inhomogenes Dichtemuster auf; nach KM-Applikation irreguläre Hypervaskularisation in der arteriellen Phase innerhalb hypodenser Tumoranteile (Abb. 33a–d).

Innerhalb des inhomogenen Tumors zeigen sich in der arteriellen Phase multiple hypervaskularisierte Areale innerhalb eines Zeitraums zwischen der 12. und 22. s p.i. Die Dichte nimmt nach 40 s in diesen Bezirken wieder rasch ab. Die hypervaskularisierten Areale können entweder im Randgebiet der hypodensen Zone oder diffus verstreut bis zu einer Größe von 2 cm im gesamten Tumorareal liegen (Abb. 33b). Nach 45 s haben die hypervaskularisierten Areale die gleiche Dichte wie das umgebende normale Leberparenchym. Sie weisen im Verlauf bis 10 min gegenüber dem gesunden Leberparenchym keine Dichtedifferenz auf, so daß sie vom normalen Parenchym nicht abzugrenzen sind (Abb. 33d). Auf diese Weise entsteht der Eindruck einer Verkleinerung des Tumors. Die Dichteabnahme in den hypervaskularisierten Arealen erfolgt zweiphasig: Nach dem raschen Abfall zwischen der 25. und 40. s kommt es zu einer allmählichen Dichteabnahme wie im umgebenden Leberparenchym. Die Tumornekrose selbst zeigt keine Dichteanhebung (Tabelle 3).

Gallengangskarzinome. Bei Gallengangskarzinomen mit intrahepatischer Ausbreitung findet sich nach KM-Gabe keine KM-Anreicherung im Zentrum oder in der Peripherie der Läsion. Nach KM-Gabe kann die unscharf begrenzte und schwach hypodense Läsion nur geringgradig besser vom normalen Leberparenchym abgegrenzt werden (Abb. 34).

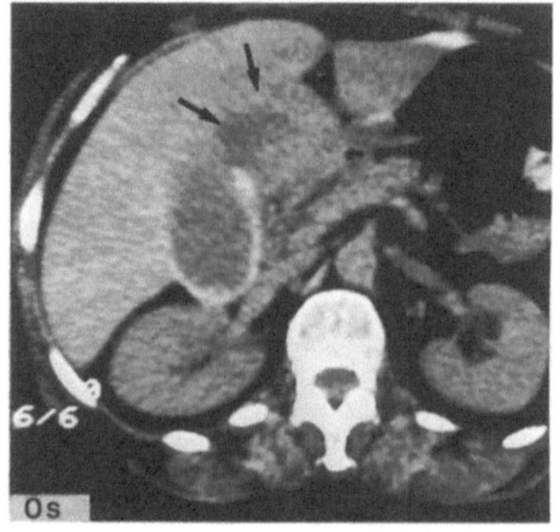

Abb. 34a–c. Gallenblasenkarzinom. **a** Im Nativscan zeigt sich der in den Lobus quadratus einwachsende Tumor als hypodense Zone *(Pfeile)*. **b** Der ausgedehnte Befall des Lobus quadratus ist nur in der frühen KM-Phase erkennbar. Durch das infiltrierende Tumorwachstum kommt es zu einer inhomogenen Leberperfusion *(Pfeile)*. **c** In der späten Phase stellt sich der hypodense Tumor wie im Nativscan, jedoch schärfer gegenüber dem Leberparenchym, begrenzt dar

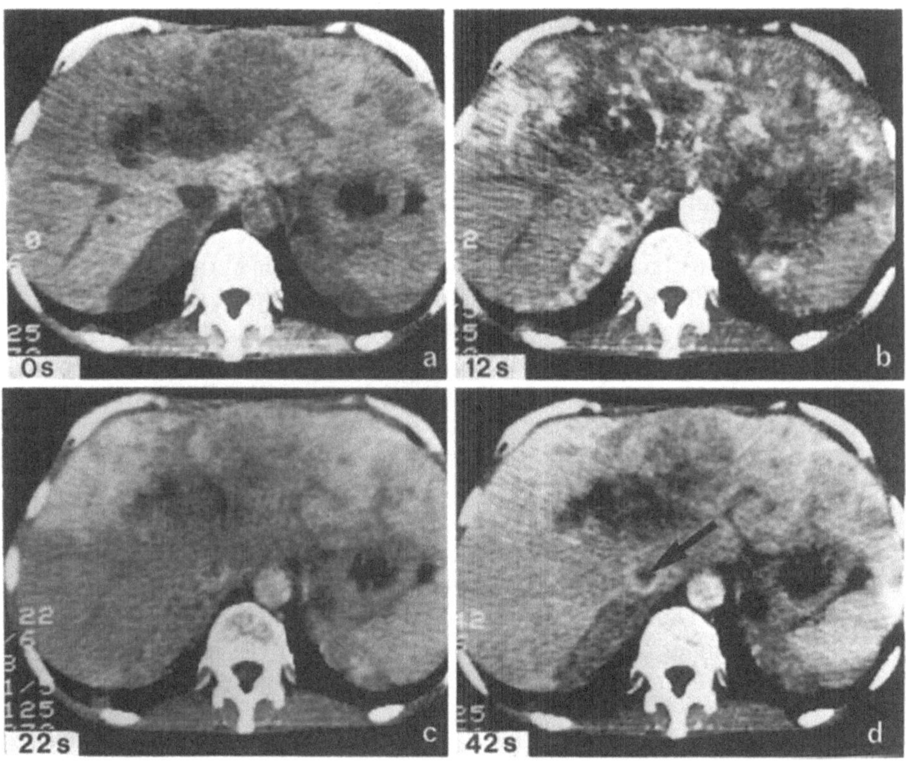

Abb. 33a–d. Hepatozelluläres Karzinom (Typ 4) (CH. SCH., weibl., 52 Jahre); Serien-CT (0, 12, 22, 42 s p. i.); hypervaskularisierte Areale diffus verstreut im rechten und linken Leberlappen (12 s p. i.). Danach rasche Dichteabnahme (s. Dichte-Zeit-Kurve Tabelle 3). Tumorthrombus in der V. cava *(Pfeil)*

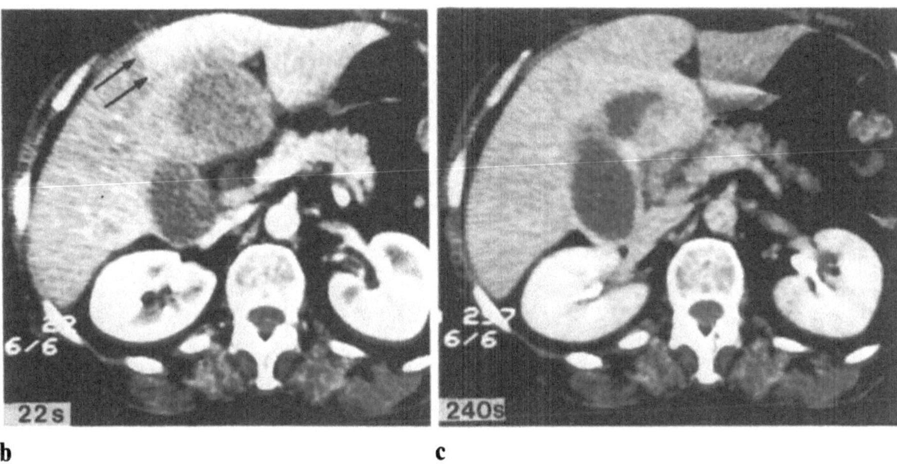

b

c

6.5.2.2 Benigne Leberprozesse

Kavernöses Leberhämangiom. Vor KM-Gabe zeigt sich bei kavernösen Leber-
hämangiomen meist ein hypodenses, scharf begrenztes Areal. Die Dichte liegt
um ca. 20–25 HE niedriger als im umgebenden Leberparenchym.

In der arteriellen Phase kommt es nach 12 s in der Peripherie des hypodensen
Areals zu einer deutlichen Dichteerhöhung (Abb. 35). Diese Hypervaskularisation ist irregulär, teilweise girlandenförmig konfiguriert. Die ringförmige hyperdense Struktur ist in den meisten Fällen zum Leberhilus hin am ausgeprägtesten.
In der arteriellen Phase ist zentral in dem hypodensen Bezirk keine Dichtezunahme nachweisbar. Nach 22 s kommt es zu einer erheblich gesteigerten
Dichteanhebung, die das hypodense Areal ringförmig umgibt und zu einer
Verkleinerung dieses Bezirkes führt. Nach ca. 30 s erreicht die Dichte in dem
peripheren ringförmigen Areal das Maximum. Aufgrund der Verbreiterung des
hyperdensen ringförmigen Bezirkes kommt es zu einer deutlichen Verkleinerung
des allmählich KM aufnehmenden hypodensen Bezirks. Nach ca. 2 min erreicht
die Dichte in dem vor KM-Gabe hypodensen Areal die gleiche Dichte wie das
umgebende Leberparenchym; das in der 1. min hyperdense ringförmige Areal ist
nicht mehr abgrenzbar. Nach 180 s ist die Dichte in der Leber, in der Läsion
sowie in der Aorta gleich (Abb. 35). Nach 5–10 min kommt es wieder zu einer
geringfügig verminderten Dichte innerhalb der Läsion. 10 min p.i. liegt die
Dichte in der Läsion um ca. 12–14 HE niedriger als im umgebenden Leberparenchym.

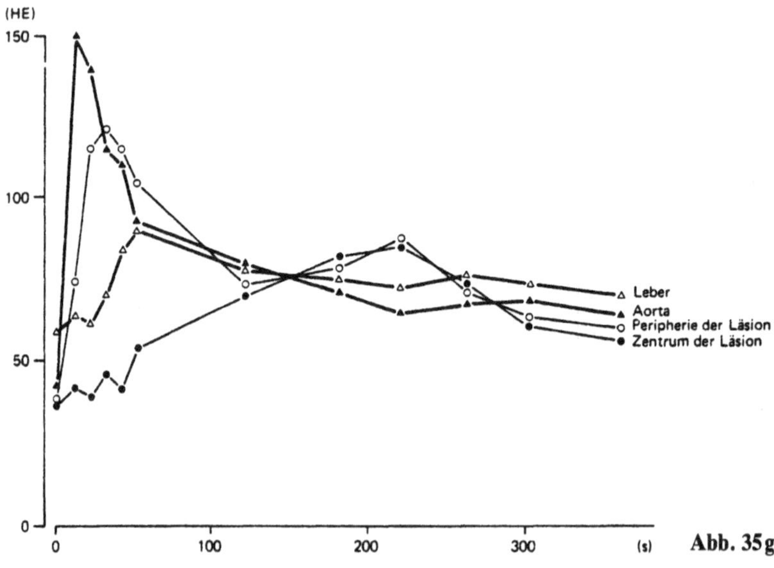

Abb. 35g

78

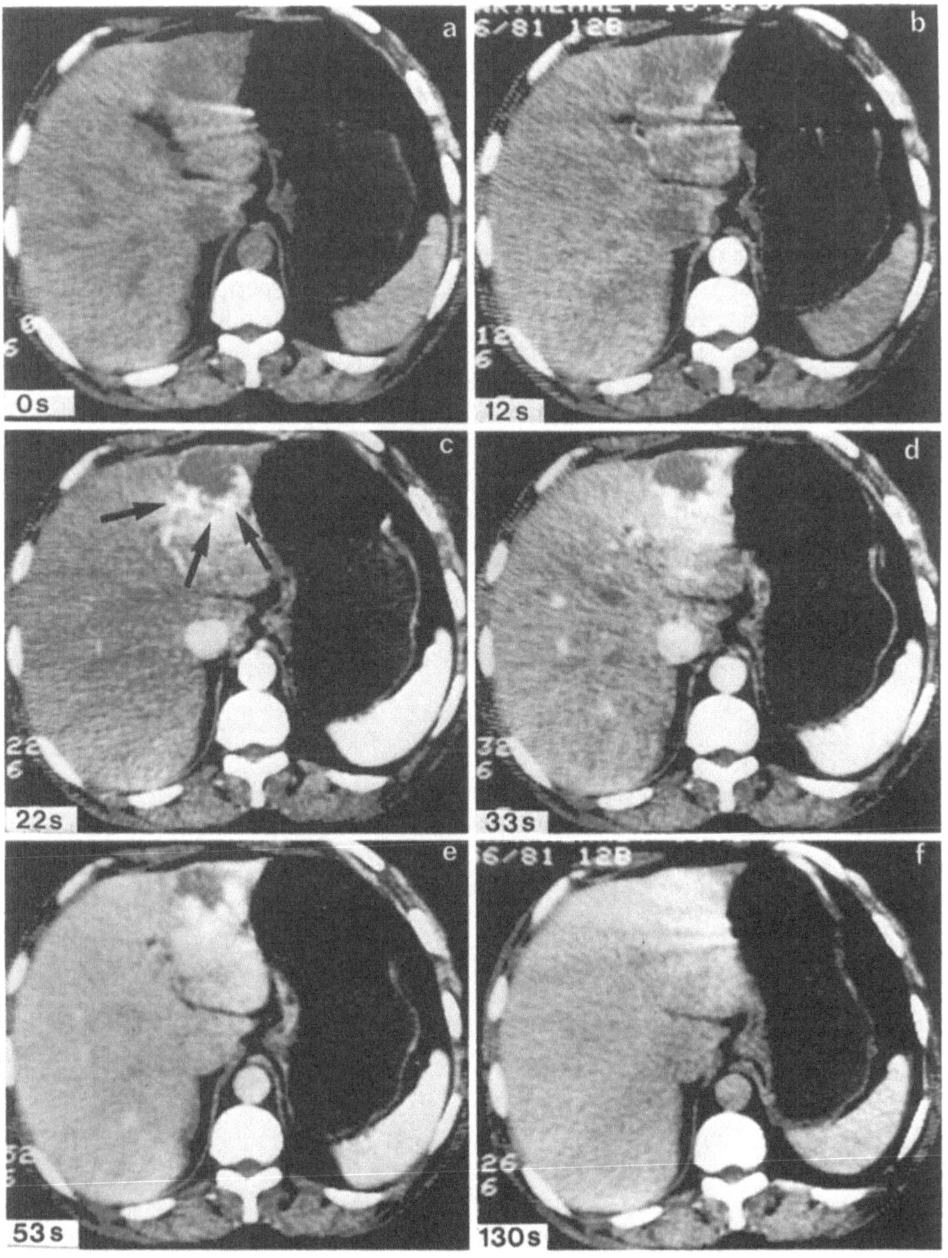

Abb. 35 a – g. Kavernöses Hämangiom (M. S., 44 Jahre). Serien-CT (0, 12, 22, 32, 53, 130 s p. i.); im Präkontrastbild Nachweis einer hypodensen Zone im linken Leberlappen. Nach KM-Gabe hyperdenser, im weiteren Verlauf sich verbreitender Randsaum *(Pfeile)* mit zentripetalem KM-Einstrom.
g Zeit-Dichte-Kurve

In Übereinstimmung mit Haertel (1980) entspricht die Dichte innerhalb des kavernösen Hämangioms der Dichte der größeren Gefäße (40–45 HE). Im Präkontrastbild zeigt das kavernöse Hämangiom kein charakteristisches Absorptionsmuster. Die höchste Dichte in der ringförmigen, sich allmählich verbreiternden hyperdensen Zone wird zwischen der 22. und 32. s erreicht und liegt somit in der Portalphase. In der frühen arteriellen Phase kommt es vorwiegend zu einer knäuelförmigen, irregulären intensiven Kontrastmittelanreicherung in der Hämangiomperipherie (Abb. 36). Im Zentrum ist innerhalb der ersten 30 s keine Dichtezunahme nachweisbar. Im weiteren Verlauf bis 60 s ist ein zentripetaler KM-Einstrom in das Hämangiomzentrum mit Abnahme der peripheren Dichteanhebung erkennbar. Eine Abhängigkeit der Zeitdauer der temporären Isodensität von der Größe des kavernösen Hämangioms konnte bei unseren 5 Fällen nicht nachgewiesen werden. In einigen Fällen werden innerhalb des Hämangioms unverändert hypodense, kaum KM aufnehmende Bezirke nachgewiesen, die Haertel als thrombotisch fibrös obliterierte Areale ansieht. Außerdem kann nach Beobachtungen von Haertel eine diskrete Hyperdensität des kavernösen Hämangioms gegenüber dem Leberparenchym nach Erreichen der isodensen Phase auftreten.

Abb. 36a–f. Kavernöses Hämangiom am Leberhilus bei Steatosis hepatis (W.H., 58 Jahre). **a** Der ▶
Lebertumor grenzt sich als hyperdense Zone gegenüber dem dichtegeminderten Leberparenchym ab.
b 12 s p.i. vereinzelte punktuelle KM-Anreicherung an der Tumorperipherie. **c** 22 s p.i. erweiterte
und verlagerte Portalgefäße in der Tumorperipherie. **d,e** Im weiteren Untersuchungsverlauf
zentripetale Dichteanhebung des Tumors, **f** der 600 s p.i. eine homogene Kontrastanhebung aufweist

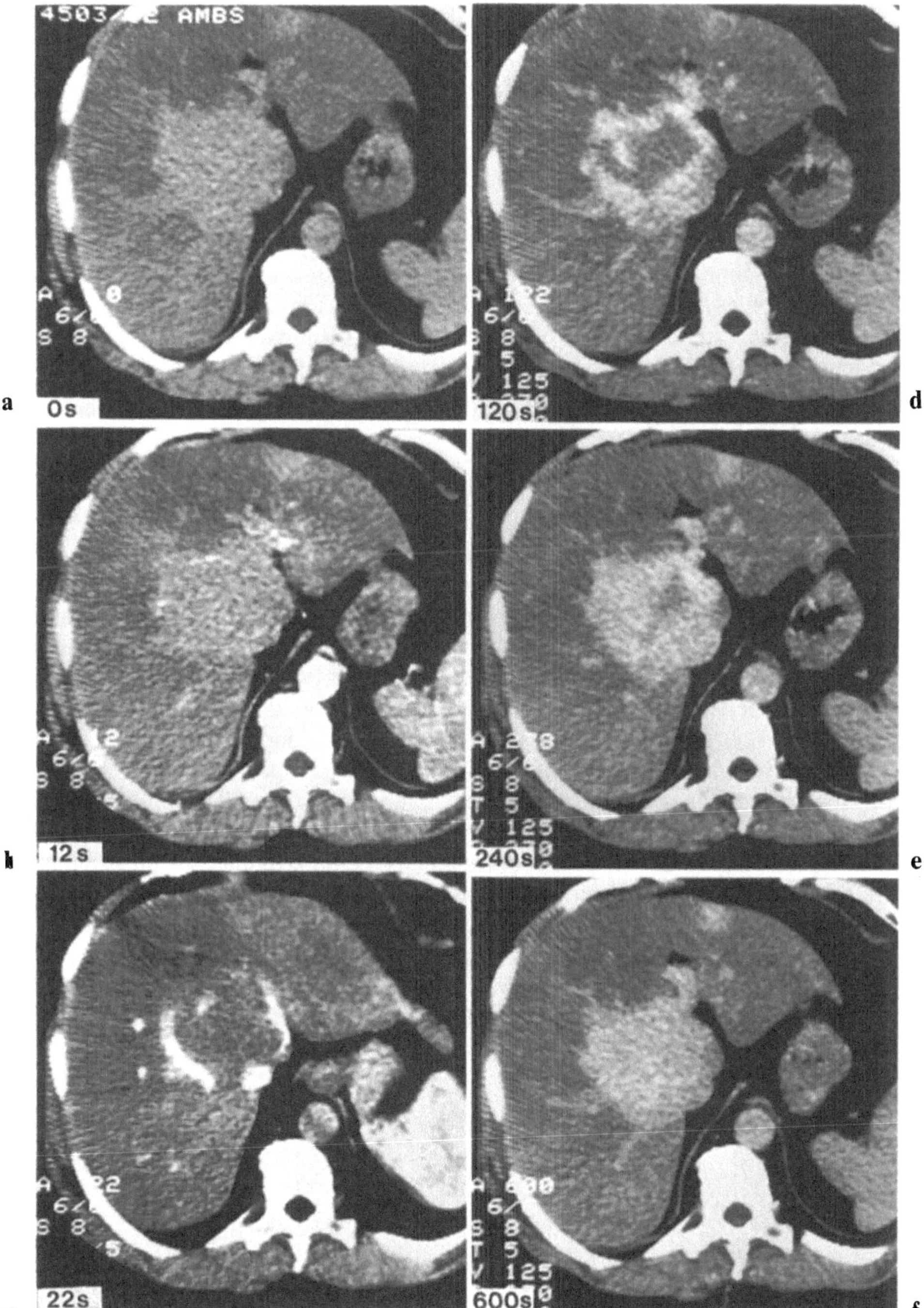

4503 AMBS
a
0 s
b
12 s
c
22 s
d
120 s
e
240 s
f
600 s

Intrahepatischer Abszeß. Im Präkontrastbild weist der Abszeß gegenüber dem normalen Parenchym der Leber eine Dichtedifferenz von ca. 30–40 HE je nach Entwicklungsgrad und Alter des Abszesses auf. In der Peripherie ist die Dichteerniedrigung gegenüber dem Zentrum weniger deutlich, so daß die Läsion im Nativbild gegenüber dem Lebergewebe weniger scharf abgegrenzt erscheint als eine Leberzyste.

Nach KM-Gabe zeigt sich im Zeitraum von 12–60 s – maximal von der 30.–50. s – eine ringförmige, scharf abgesetzte periphere Dichteerhöhung, die sich gegenüber dem noch dichteren Leberparenchym durch einen schmalen hypodensen Saum abgrenzen läßt (Abb. 37). Dieser ringförmige Saum verschwindet nach ca. 60 s, indem er sich der Dichte des umgebenden Leberparenchyms angleicht, so daß der Abszeß gegenüber dem Bild vor KM-Gabe verkleinert erscheint. Diese ringförmige Anreicherung im Zeitraum von 12–60 s nach KM-Gabe findet sich im Granulationsgewebe.

6.5.2.3 Sonstige Leberprozesse

Neben den Metastasen sind die *Leberzysten* die am häufigsten nachweisbaren umschriebenen Leberläsionen. Aufgrund ihrer niedrigen, teilweise annähernd wasseräquivalenten Dichte und ihrer scharfen Begrenzung zum übrigen Leberparenchym sind sie schon im Nativbild eindeutig gegenüber anderen Leberläsionen abgrenzbar. Durch eine Kontrastmittelgabe erhöht sich lediglich der Dichtegradient zwischen der zystischen Läsion und dem umgebenden Leberparenchym. *Echinokokkuszysten* (E. granulosus) zeigen häufig in der frühharteriellen und portalen Phase eine hyperdense Ringfigur, die nach ca. 50 s verschwindet. Auch eine Septierung der Echinokokkuszysten kann durch eine KM-Gabe klarer erkannt werden. Außerdem finden sich häufig partielle und totale Wandverkalkungen, die als charakteristisches Merkmal einer Echinokokkuszyste anzusehen sind. Die Zone der ringförmigen Dichteanhebung nach KM-Gabe entspricht dem perifokalen Granulationsgewebe.

Adenome zeigen eine ringförmige periphere und bisweilen auch zentrale Dichteanhebung, die vorwiegend in der arteriellen und portalen Phase beobachtet wird (Abb. 38). Differentialdiagnostisch muß auch eine FNH in Betracht gezogen werden.

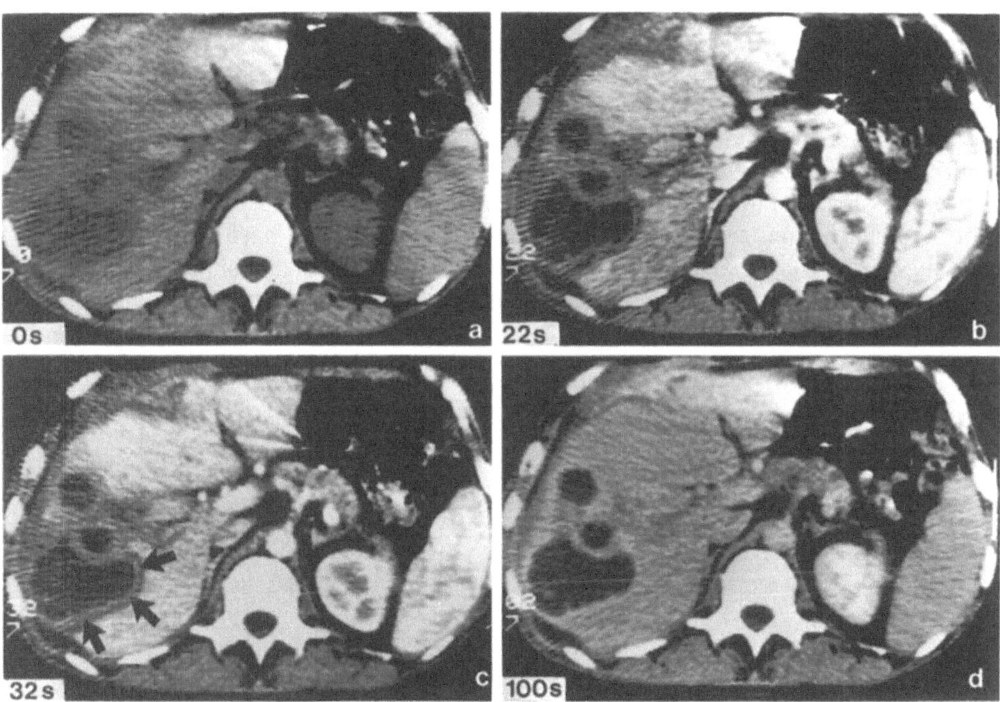

Abb. 37a–d. Pyogener Leberabszeß (D.S., 39 Jahre). Serien-CT (0, 22, 32, 100 s p.i.); multiple hypodense Zonen (25–30 HE) im rechten Leberlappen. Nach KM-Gabe Nachweis einer scharf abgegrenzten ringförmigen Zone vermehrter Dichteaufnahme in der Peripherie der Läsionen *(Pfeile)*

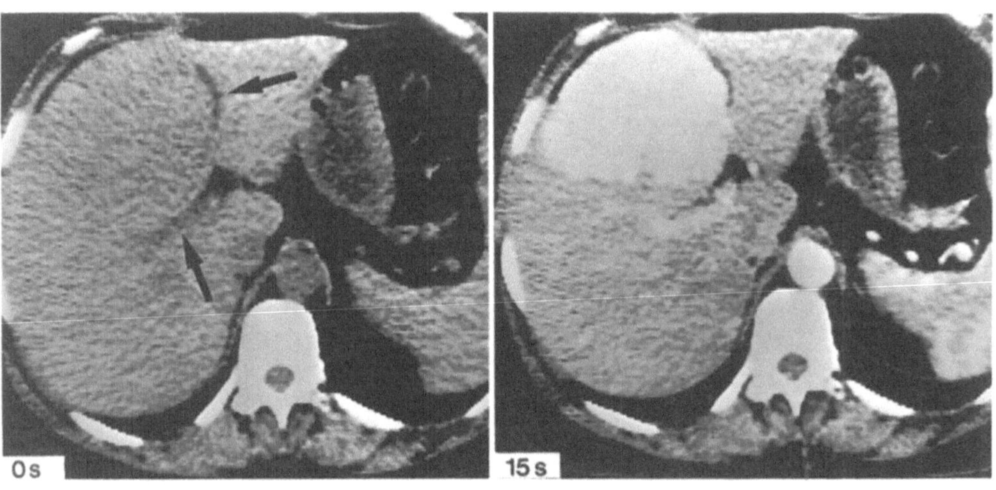

Abb. 38a, b. Leberzelladenom. **a** Im Nativscan indirekter Hinweis auf einen isodensen Tumor im Lobus quadratus durch bogige Verdrängung einer Portalvene und des Ligamentum falciforme *(Pfeil)*. **b** In der Serien-CT (15 s p.i.) in der arteriellen Phase KM-Akkumulation des Tumors, die ebenso rasch abklingt. (Aus Grabbe u. Heller 1982)

Aufgrund der Dichteanreicherung in der dynamischen CT kann auch die Verdachtsdiagnose einer *fokalen nodulären Hyperplasie (FNH)* gestellt werden. Die Dichte liegt vor KM-Gabe um ca. 25 HE niedriger als im umliegenden Leberparenchym (Abb. 39). Unmittelbar nach KM-Gabe kommt es in der arteriellen Phase zwischen der 12. und 25. s zu einer raschen homogenen Kontrastanhebung im gesamten, nativ hypodensen Areal. Die maximale Kontrastverstärkung liegt um ca. 15 HE höher als im umgebenden Leberparenchym (Abb. 39). Nach einer raschen Dichteabnahme kann die Läsion nach 42 s nicht mehr abgegrenzt werden. Danach folgt eine beschleunigte Dichteabnahme in der Läsion. Nach ca. 300 s liegt die Dichte im umgebenden Lebergewebe wieder um 15 HE höher (Abb. 39).

Abb. 39a–g. Fokale noduläre Hyperplasie (FNH) (G.B., weibl., 55 Jahre). Serien-CT (0, 22, 32, ▶
52, 180, 300 s p.i.); im Präkontrastbild hypodense scharf begrenzte Zone ventral im linken
Leberlappen. Nach KM-Injektion rasch vermehrte Dichtezunahme in der Läsion bis zur 32. s *(Pfeile)*

a
b
c
d
e
f
0s
22s
32s
52s
179s
299s

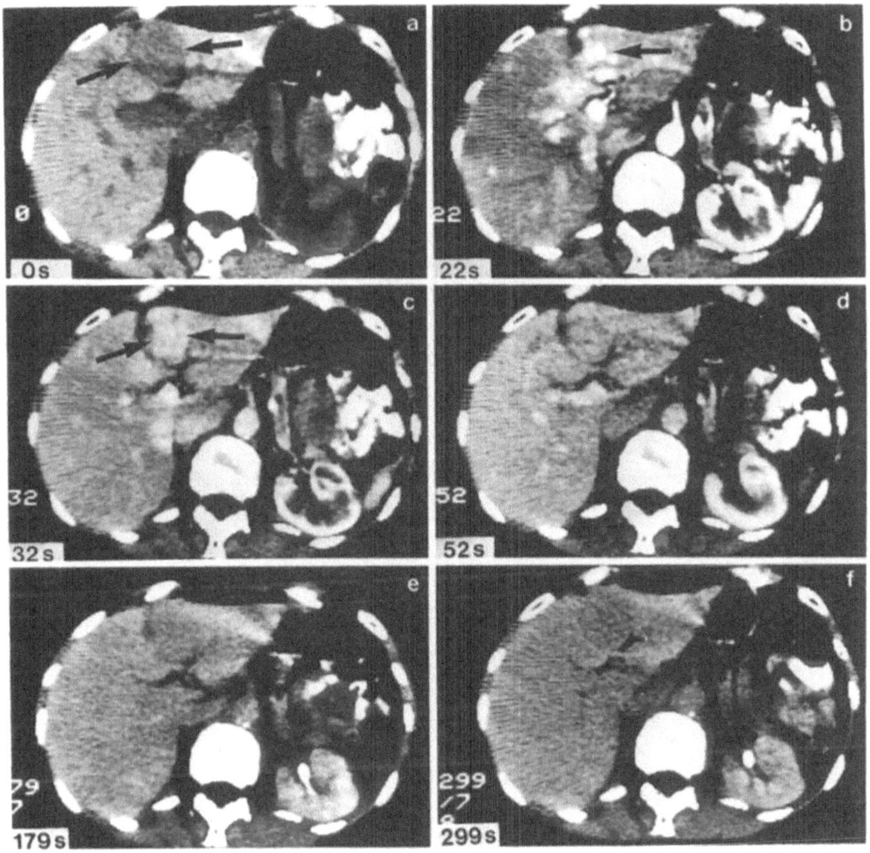

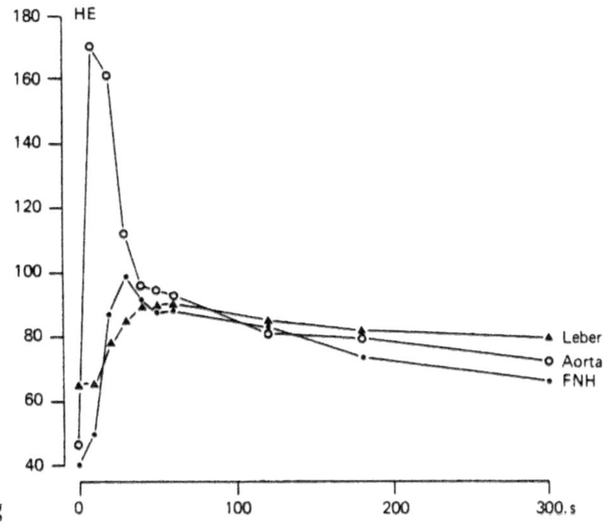

HE
180
160
140
120
100
80
60
40
0
100
200
300.s
Leber
Aorta
FNH

g

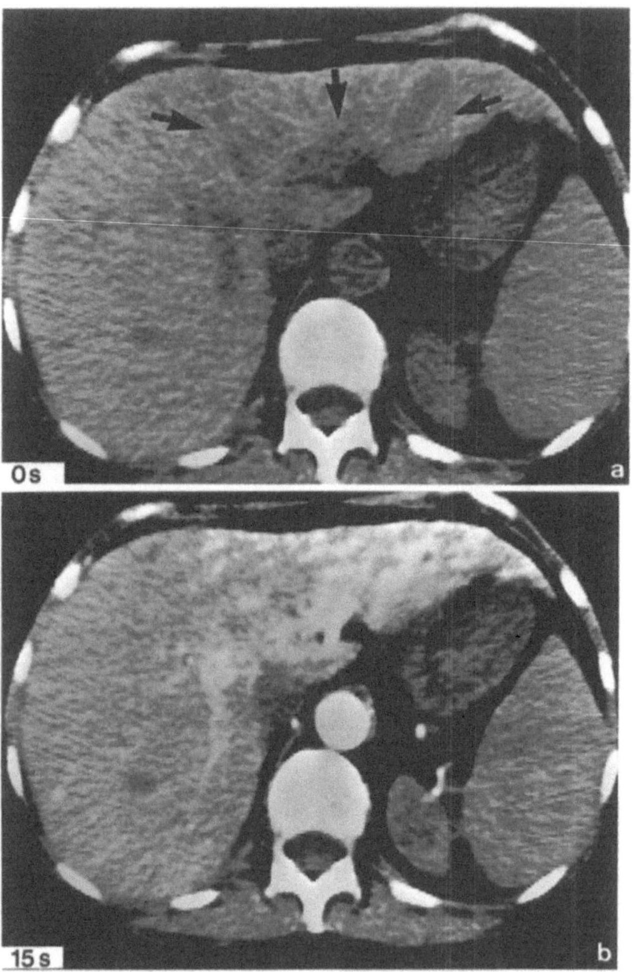

Abb. 40a, b. Morbus Osler mit Lebermanifestation. **a** Im Nativscan Darstellung zahlreicher rundlich ovalärer hypodenser Areale in der Leber, links mehr als rechts *(Pfeile).* **b** In der Serien-CT in der arteriellen Phase nach 15 s Nachweis von früh kontrastierten Angiomen und Av-Shunts. (Aus Grabbe u. Jend 1982)

Auch *Gefäßprozesse,* wie z. B. arteriovenöse Fisteln, die z. B. bei hepatozellulären Karzinomen oder auch beim M. Osler (Abb. 40) auftreten können, sind nur in der Serien-CT nach I.-v.-Bolusinjektion ohne Angiographie in den meisten Fällen eindeutig zu diagnostizieren.

Auffallend ist, daß sich bei einer *Fettleber,* die im CT aufgrund einer erniedrigten Dichte diagnostiziert wird, gegenüber dem gesunden Leberparenchym eine verminderte Dichteanhebung und eine verminderte maximale Kontrastverstärkung zeigen. Je stärker die Leberverfettung, desto niedriger scheint die Dichteanhebung nach KM-Gabe (Abb. 41), was auf eine Herabsetzung der Perfusion und Funktion schließen läßt.

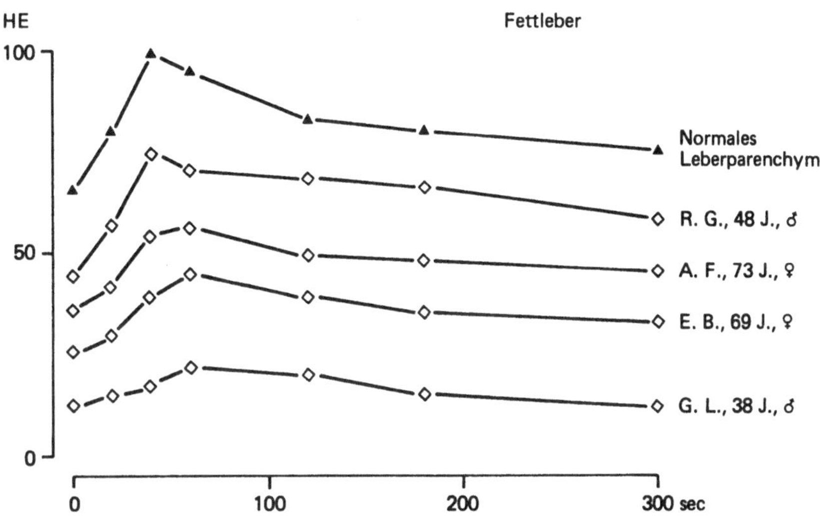

Abb. 41. Zeit-Dichte-Kurven bei Patienten mit unterschiedlich starker Leberverfettung. Auffallend ist eine geringere Kontrastverstärkung bei vermehrter Verfettung

6.5.2.4 Wertung

In Übereinstimmung mit Rossi et al. (1981) ist bei unseren Patienten nach Anwendung der dynamischen CT, im Gegensatz zu den Mitteilungen von Moss et al. (1979) in keinem Fall eine Leberläsion schlechter erkennbar, wenn alle Bilder der Serien-CT betrachtet werden. In 16% (10:61) war im Patientengut von Moss et al. eine Läsion nach KM-Applikation im Vergleich zum Computertomogramm vor KM-Gabe schlechter oder gar nicht nachweisbar. Diese Diskrepanz erklärt sich daraus, daß die Studie von Moss ohne Serien-CT und KM-Bolusinjektion durchgeführt wurde. Mit der von Moss et al. angewendeten Infusionstechnik können insbesondere die allmählich kontrastaufnehmenden und später isodensen Tumoren („vanishing lesions") übersehen werden. Aufgrund ihrer Dichte sind ohne KM Leberzysten und Lipome, die unserer Meinung nach keine Indikation zur dynamischen CT darstellen, eindeutig zu diagnostizieren. Bei den übrigen von uns untersuchten Leberläsionen erfolgte durch die dynamische CT immer eine bessere Abgrenzung des Tumors bzw. der Metastase und eine exaktere Bestimmung der Tumorausdehnung und des Tumorvolumens. Bei einigen Patienten wurde in einem anderen Leberlappen jeweils eine weitere Metastase nachgewiesen, die vor KM-Gabe nicht zu erkennen war. Es handelte sich dabei um kleine, ca. 1,5 cm große Läsionen, die lediglich durch eine Erhöhung der Kontrastdifferenz zu erkennen waren.

Der Vorteil einer intravenösen KM-Bolusinjektion mit anschließender dynamischer CT gegenüber einer KM-Infusion besteht vorwiegend in der besseren Abgrenzung eines hyper- bzw. avaskulären Prozesses während der maximalen

KM-Perfusion der Leber. Bei einer KM-Infusion kann aufgrund eines ständig zunehmenden KM-Austrittes in das Gewebe- und Tumorinterstitium bei Aufhebung des Kontrastgradienten zwischen Tumor und gesundem Gewebe eine intrahepatische Raumforderung übersehen werden.

Mehrere Arbeitsgruppen haben versucht, ein charakteristisches KM-Anreicherungsverhalten für Leberläsionen in der dynamischen CT zu finden.

Auch in der dynamischen CT können die angiographischen Kriterien, z. B. beim hepatozellulären Karzinom, zur Differentialdiagnose herangezogen werden. Eine vermehrte irreguläre, fleckige Hypervaskularisation während der arteriellen Phase und die Bildung von sog. Blutpools in Form eines Persistierens der hyperdensen Areale über einige Sekunden können bei Nachweis einer Leberzirrhose und eines erhöhten α-Fetoproteins als pathognomonisch für ein Leberzellkarzinom angesehen werden. Nach der arteriellen Phase kommt es während der kapillären Passage zu einer vermehrten Stase des KM im Sinne eines verzögerten Abflusses; die vermehrte KM-Anreicherung kann bei hepatozellulären Karzinomen von der arteriellen bis in die portale Phase reichen. Neben den fleckförmigen, hypervaskularisierten Arealen finden sich hypo- bzw. avaskuläre, teilweise nekrotische hypodense Zonen, die durch Obstruktion der Gefäße und einer daraus resultierenden Herabsetzung der Durchblutung innerhalb des Tumors hervorgerufen werden. Auch eine Reduzierung des portalen Blutflusses aufgrund einer Tumorinvasion führt zu einer Erniedrigung der Dichte von Lebergewebe in einzelnen Leberabschnitten, ohne daß der Tumor auch diese Leberbereiche infiltriert hat.

Mit Hilfe der dynamischen CT gelingt aufgrund des charakteristischen KM-Anreicherungsverhaltens fast immer die definitive Diagnose eines kavernösen Hämangioms. Übereinstimmend mit Haertel (1980), Freeny et al. (1979) und anderen Autoren fanden wir bei kavernösen Hämangiomen in der Peripherie einer solitären hypodensen Raumforderung in der Frühphase ein massives lakunäres Kontrastenhancement, das sich während der portalen Phase noch steigert. Im weiteren Verlauf kommt es zu einem zentripetalen Einstrom des KM-haltigen Blutes in das Hämangiomzentrum mit allmählicher „irisblendenartiger" (Haertel) Verkleinerung der zentralen hypodensen Zone. Nach ca. 3 min ist die Läsion gegenüber der Umgebung isodens, ehe sie wieder hypodens wird. Ein weiteres diagnostisches Vorgehen erscheint beim Nachweis dieses im CT charakteristischen KM-Verhaltens nicht mehr nötig.

Abszesse können häufig in einem fortgeschrittenen Entwicklungsstadium eine ebenso niedrige Dichte wie Zysten aufweisen und sind deshalb ohne KM schwierig abzugrenzen. Pathognomonisch für einen Abszeß ist eine wallartige allmähliche Dichtezunahme in der Peripherie während der 20. und 50. s nach KM-Injektion; die Dichte in diesem Ring liegt jedoch unter der maximalen Kontrastdichte des umgebenden Leberparenchyms. Bei Fehlen dieser ringförmigen, als Granulationsgewebe anzusehenden Zone gelingt auch in der dynamischen CT keine Abgrenzung zur Zyste.

Araki et al. (1980) haben zur Differentialdiagnose eines intrahepatischen Prozesses eine Klassifizierung nach 4 Typen vorgenommen, die auf der Dichtedifferenz des Tumors zum normalen Leberparenchym während der einzelnen Zeitpunkte der Zeit-Dichte-Messungen beruht. Mit Hilfe dieser Zeit-Dichte-

Differenz-Kurven kann der Zeitpunkt der besten Abgrenzbarkeit eines Tumors vom umgebenden Leberparenchym erfaßt werden. Eine Analyse des Vaskularisationsgrades erscheint unserer Meinung nach jedoch durch Aufzeichnung der absoluten Zeit-Dichte-Werte in HE im gesunden und pathologisch veränderten Lebergewebe deutlicher und gibt aufgrund des unterschiedlichen Zeit-Dichte-Verhaltens verschiedener Areale eher Hinweise zur Differentialdiagnose.

6.6 Pankreas

Das Pankreas ist computertomographisch mit den modernen CT-Geräten zu annähernd 100% vollständig darstellbar. Lediglich bei kachektischen Patienten mit völlig aufgebrauchtem retropankreatischem Fettgewebe ist die Abgrenzung des Organs gegenüber der Umgebung schwierig. Die Kriterien für die Diagnose einer Pankreaserkrankung beziehen sich in der CT im wesentlichen auf Veränderungen der Größe, Form und Begrenzung des Organs. Eine umschriebene Auftreibung mit abrupter Konturänderung erscheint ein wichtigeres Zeichen für einen Pankreastumor als eine absolute Vergrößerung des gesamten Organs. Eine umschriebene Auftreibung des Organs ist auch ohne KM-Gabe zu erkennen. Oral verabreichtes KM ist in den Fällen günstig, in denen das Pankreas von Duodenum und Dünndarm nicht abgrenzbar ist.

Die Form des Pankreas weist individuelle Variationen auf. Meist sind die Organgrenzen glatt, bei adipösen Patienten jedoch häufig lobuliert. Mittlere Normwerte des dorsoventralen Durchmessers für die einzelnen Organabschnitte wurden von Haertel et al. (1980) und Kreel (1978) angegeben.

Ferruci et al. (1979) hält eine Vergrößerung des Pankreas senkrecht zur Längsachse über 3 cm für pathologisch. Neben der Veränderung der Form, Größe und Kontur des Organes können mit Hilfe von Dichtemessungen weitere differentialdiagnostische Aussagen, besonders zum Nachweis von Pseudozysten und Verkalkungen bei chronischen Pankreatitiden gemacht werden. Die Ductus pancreaticus und choledochus können erst bei einer Weite von über 5 mm in der CT eindeutig erfaßt werden. Eine niedrige Absorption kann bei akuter Pankreatitis als Zeichen eines Ödems oder einer Nekrose angesehen werden. Die diagnostische Schwierigkeit liegt jedoch darin, daß es keine spezifischen Absorptionswerte für neoplastische oder entzündliche Parenchymveränderungen gibt. Eine Pankreatitis und auch ein Neoplasma des Pankreas können dieselbe Dichte aufweisen wie normales Pankreasparenchym, dessen Dichte niedriger ist als die der Leber – zwischen 30 und 45 HE.

In den letzten Jahren hat die Häufigkeit des Pankreaskrebses in den industriellen Ländern deutlich zugenommen. Ca. 3% aller Krebserkrankungen und 5% aller Krebstoten sind in den USA nach einer Studie von Cubilla et al. (1978) auf Pankreaskrebserkrankungen zurückzuführen. Die meisten Pankreasneoplasien werden bis zum heutigen Tage zu spät entdeckt. Etwa 85–90% der Patienten mit Pankreaskrebs haben zum Zeitpunkt einer explorativen Laparatomie eine Ausdehnung des Krebses über die Organgrenzen oder Metastasen. Die wesentliche Aufgabe der CT besteht darin, kleine, noch resektable Karzinome unter 3 cm Durchmesser zu erfassen. Da im Präkontrastscan häufig durch die Dichtebestimmung keine Differenzierung zwischen entzündlichem und neoplastischem Gewebe gelingt, wird in letzter Zeit in verschiedenen Zentren versucht, mit Hilfe der dynamischen CT zur Differentialdiagnose beizutragen.

Nach intravenöser KM-Bolusinjektion können die peripankreatischen Arterien und Venen in den jeweiligen Phasen gut vom Pankreasparenchym abgegrenzt werden. Wegen der guten Durchblutung des Organs kommt es zu einem raschen maximalen Dichteanstieg zwischen der 15. und 25. s. Die Höhe der maximalen Kontrastanhebung liegt gegenüber der Leber im Durchschnitt um 20 HE höher, und weist gegenüber der Parenchymdichte vor KM-Gabe eine maximale Dichtedifferenz von ca. 50 Δ HE auf. Im Vergleich zur Leber fällt die Dichte relativ schnell ab. 1 min nach Applikation des KM liegt die Dichte noch um $\frac{1}{3}$ höher als vor KM-Gabe.

Bei Vorliegen folgender Veränderungen des Pankreas sollte eine dynamische CT angefertigt werden:

1. Diffuse Vergrößerung des Organs und schlechte Abgrenzbarkeit zur Umgebung.
2. Umschriebene Auftreibung eines Pankreasabschnittes.
3. Inhomogene Dichte innerhalb des gesamten Organs oder eines Organabschnittes.

Patienten mit eindeutiger klinischer Symptomatik einer akuten Pankreatitis, deren ausgeprägter CT-Befund einer akuten ödematösen, hämorrhagischen oder nekrotisierenden Pankreatitis mit dem klinischen Bild korreliert, werden nicht zusätzlich durch eine dynamische CT belastet. Weiterhin wird bei Patienten mit ausgedehnter oder auch partieller Kalzifizierung und klar abgrenzbaren Pseudozysten als Zeichen von chronisch entzündlichen Veränderungen auf eine dynamische CT verzichtet. Auch beim fortgeschrittenen Pankreaskarzinom mit massiver Vergrößerung des Organs, Infiltration der Umgebung, Ummauerung der größeren Gefäße und Nachweis von Leber- und Lymphknotenmetastasen und evtl. Aszites wird ebenfalls keine dynamische CT durchgeführt.

6.6.1 Akute Pankreatitis

Auf die Möglichkeit der Differenzierung der einzelnen Stadien der akuten Pankreatitis mit Hilfe der Serien-CT haben Mödder et al. (1981) und andere Autoren hingewiesen. Pathologisch-anatomisch ist die ödematöse Verlaufsform von der nekrotisierenden zu unterscheiden. Die Formen der akuten Pankreatitis werden in Übereinstimmung mit dem klinischen und pathologisch-anatomischen Bild in 3 Stadien eingeteilt:

1. akut ödematöse,
2. teilnekrotisierende mittelschwere, und
3. teilnekrotisierende, evtl. hämorrhagische schwere Verlaufsform.

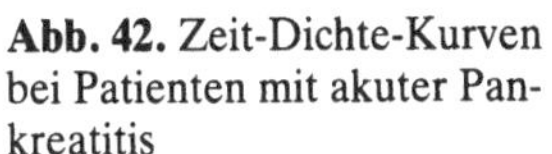

Abb. 42. Zeit-Dichte-Kurven bei Patienten mit akuter Pankreatitis

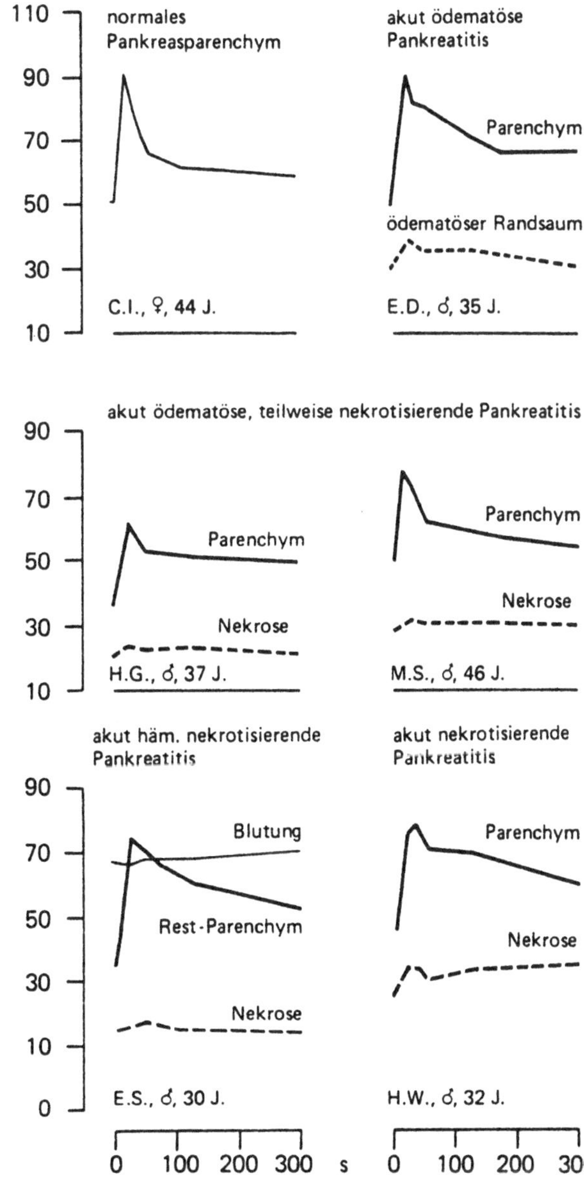

1. *Akute ödematöse Pankreatitis (Stadium I).* In diesem Stadium steht eine leichte bis mittelgradige Volumenzunahme des gesamten Organs im Vordergrund. Die Grenzen des Organs sind gegenüber der Umgebung meist unscharf. Das Pankreas zeigt im Präkontrastbild gegenüber dem normalen Parenchym keine unterschiedliche Dichte; lediglich in der Peripherie ist eine Herabsetzung der Absorption gegenüber den zentralen Abschnitten erkennbar. Nach intravenöser KM-Injektion kommt es zu einer raschen Dichtezunahme im Zeitraum von 10–25 s in den zentralen Parenchymabschnitten. In der Peripherie läßt sich der wenig KM-aufnehmende ödematöse Randsaum deutlich vom Pankreasparenchym abgrenzen (Abb. 42, Zeit-Dichte-Kurve: 1. Reihe).

2. Teilnekrotisierende, mittelschwere akute Pankreatitis (Stadium II). 6
Patienten wurden nach dem CT-Befund dem Stadium II zugeordnet. Im Gegensatz zum Stadium I kommt es zu einer deutlichen Volumenzunahme des
gesamten Organs. Innerhalb des Pankreasparenchyms ist im CT vor KM-Gabe
die Dichte häufig inhomogen; aus diesem Grund ist das funktionsfähige Parenchym von der Nekrose oder vom Ödem nicht abzugrenzen. Nach KM-Bolusinjektion wird das funktionsfähige Parenchym aufgrund der maximalen Dichteaufnahme innerhalb des Zeitraums zwischen der 10. und 32 s vom nicht mehr
funktionsfähigen Parenchym abgegrenzt. Die mittlere Dichtedifferenz zwischen
dem nicht mehr funktionsfähigen, teilweise nekrotisierten Parenchym beträgt ca.
30–40 HE, da ein Kontrastenhancement in der Nekrosezone nicht mehr nachweisbar ist (Abb. 42 u. 43, Zeit-Dichte-Kurven: 2. Reihe).

3. Hämorrhagisch nekrotisierende Pankreatitis (Stadium III). Bei dieser
schwersten Form einer akuten Pankreatitis sollte lediglich in Ausnahmefällen
eine Serien-CT zusätzlich gemacht werden, da wegen des erheblich reduzierten
Allgemeinzustandes der Patienten eine weitere Belastung nicht zumutbar ist.
Aufgrund der proteolytischen und lipolytischen Funktion der Pankreasenzyme
kommt es zu ausgedehnten peripankreatischen Nekrosestraßen vorwiegend in
die Bursa omentalis, in den subphrenischen Raum und entlang der Mesenterial-
wurzel, des Colon descendens und ascendens, sowie in den hepatorenalen und
pararenalen Raum (Abb. 44).

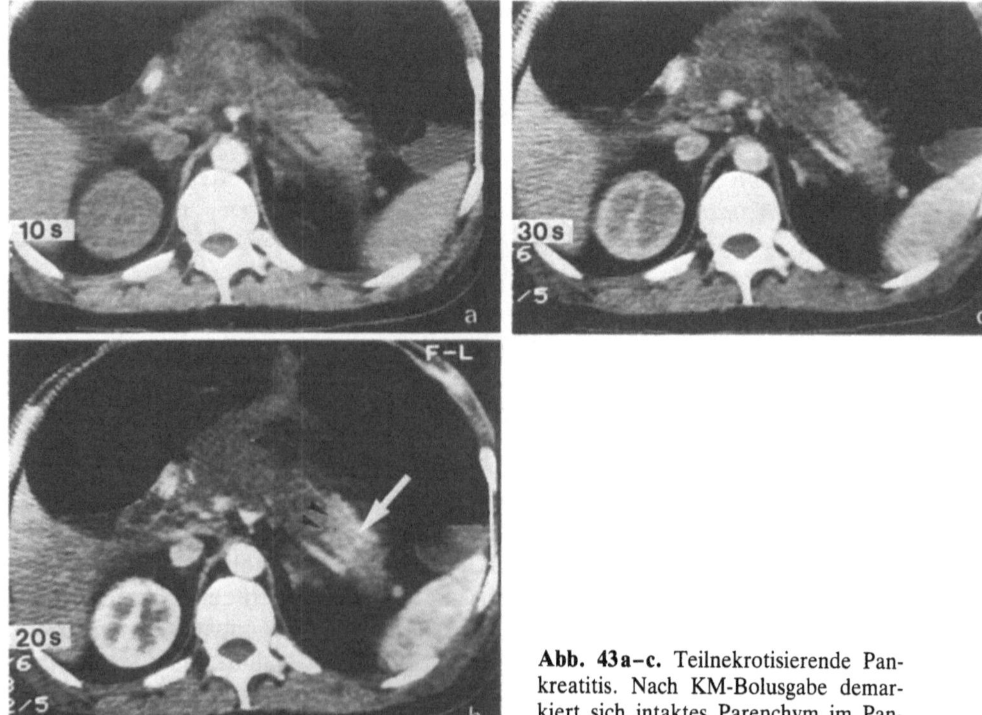

Abb. 43a–c. Teilnekrotisierende Pankreatitis. Nach KM-Bolusgabe demar-
kiert sich intaktes Parenchym im Pankreasschwanz *(Pfeile)*

92

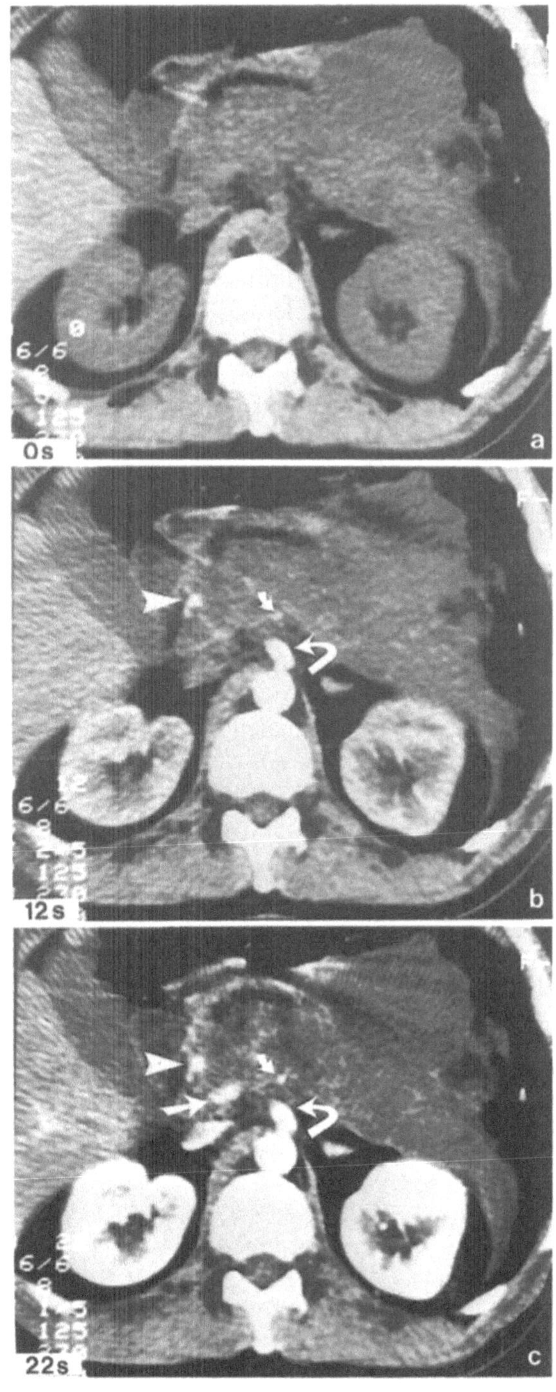

Abb. 44a–c. Schwere akute nekrotisierende Pankreatitis. Intaktes Parenchym ist auch nach KM-Gabe nicht abgrenzbar. Gute Gefäßdarstellung: A. gastroduodenalis (>), A. pancreaticoduodenalis inferior (⊆) A. mesenterica superior (◄), und V. mesenterica inferior (✗)

Eine frische Blutung läßt sich vom Exsudat und von der Nekrose aufgrund einer höheren Dichte ohne KM eindeutig abgrenzen (Abb. 45). Da bei massiver Nekrotisierung Hämorrhagien meist ohne KM erkennbar sind, erscheint die dynamische CT meist nicht notwendig (Abb. 42, Zeit-Dichte-Kurven: 3. Reihe).

6.6.2 Chronische Pankreatitis

Pathologisch-anatomisch kommt es im Verlauf einer chronischen Entzündung des Pankreas zu einer fibrotischen Umwandlung des Parenchyms, die mit einer umschriebenen Vergrößerung und Pseudozysten einhergehen kann. Erst im Spätstadium findet sich eine Atrophie mit teilweise ausgeprägten Kalzifikationen. Bei einer umschriebenen Auftreibung läßt sich eine chronische Pankreatitis bei Fehlen eines der beim Pankreaskarzinom häufig nachweisbaren Sekundärzeichen von einem Pankreaskarzinom nicht abgrenzen.

Eine große Zahl von chronischen Pankreatitiden zeigt eine umschriebene Auftreibung im Pankreaskopfbereich. Chronische Pankreatitiden, die mit einer Atrophie des Organs einhergehen, sollten keiner dynamischen CT unterzogen werden.

Meist erfolgt die Serien-CT zum Ausschluß eines Pankreaskarzinoms. Aus diesem Grunde wird in unserer Klinik nur dann eine dynamische CT durchgeführt, wenn eine lokale, evtl. diffuse Organvergrößerung mit einer knotigen irregulären Oberflächenstruktur des Organs einhergeht. Die Dichte vor KM-Gabe kann von der normalen Parenchymdichte nicht unterschieden werden.

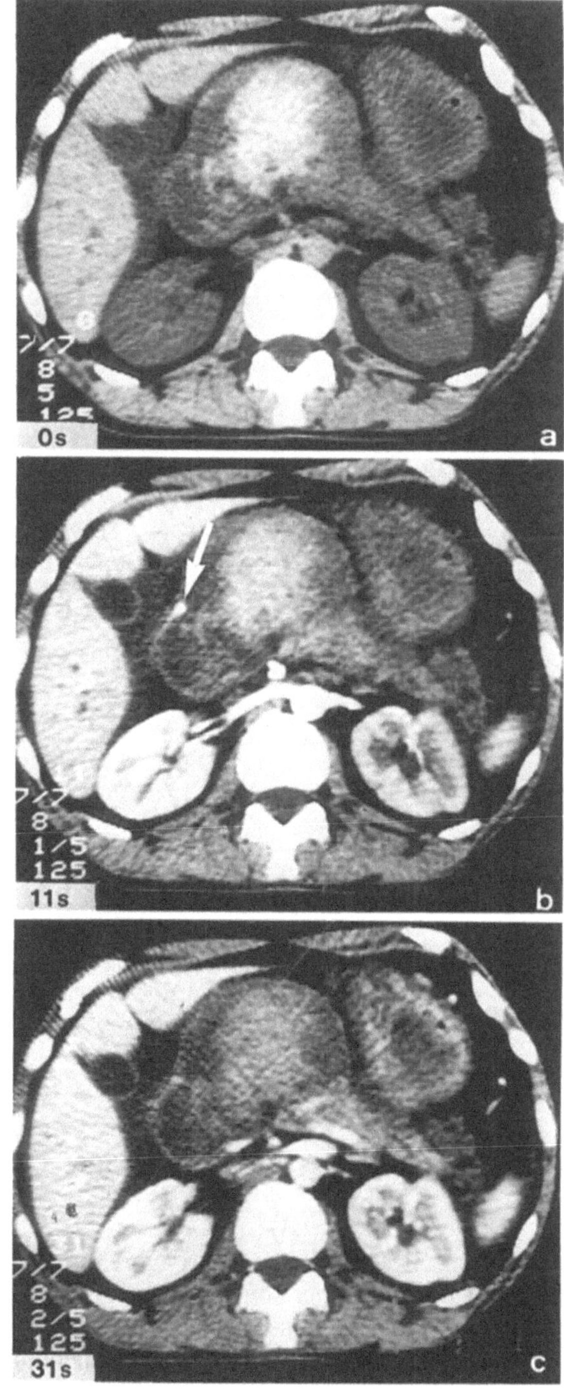

Abb. 45a–c. Akute hämorrhagisch-nekrotisierende Pankreatitis (E. S., 30 Jahre). Serien-CT (0, 11, 31 s p. i.); ausgedehnte Nekrotisierung des Pankreas mit Einbruch in die Bursa omentalis, hyperdense Zone Zeichen einer massiven frischen Blutung. Abdrängung und Erweiterung der A. gastroduodenalis *(Pfeil)*

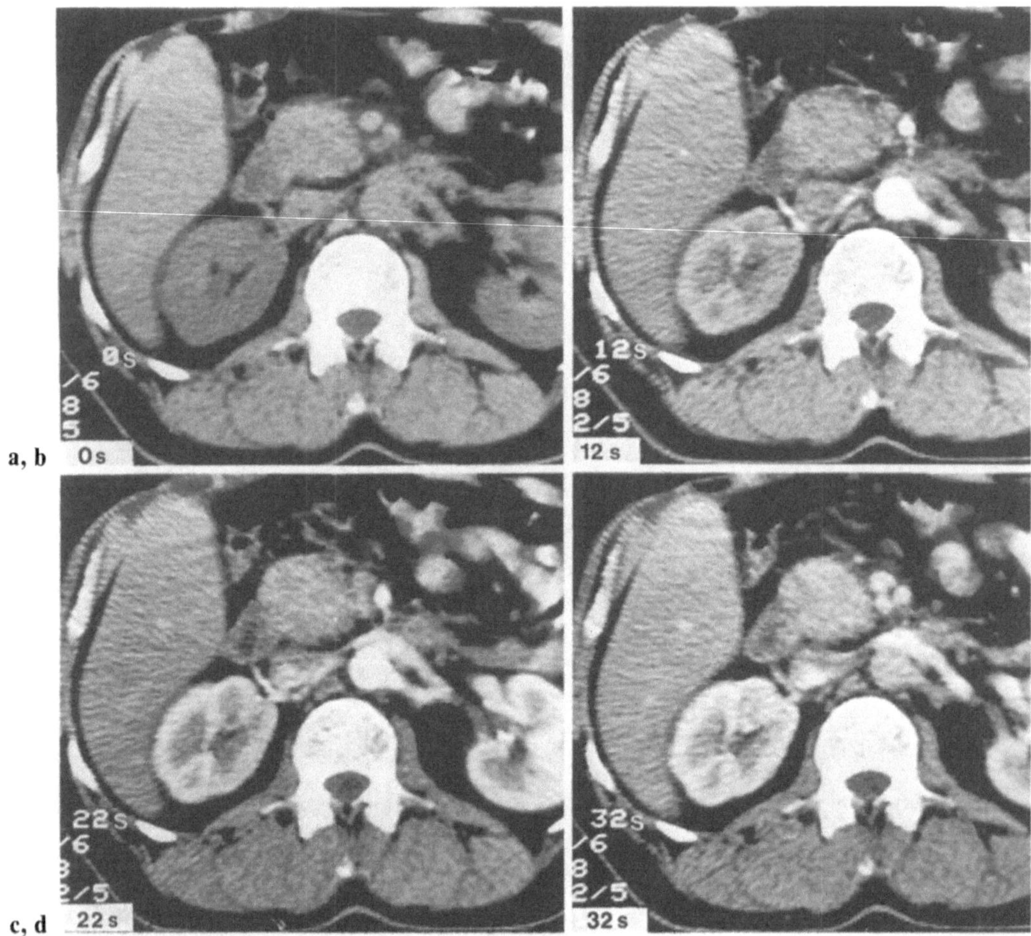

Abb. 46a–d. Chronische Pankreatitis (H.S., männl., 40 Jahre). Serien-CT (0, 12, 22, 32 s p.i.); Auftreibung des Pankreaskopfes. Nach KM-Gabe homogene verzögerte und reduzierte Dichteanhebung im Parenchym (Zeit-Dichte-Diagramm, Abb. 47, 2. Reihe links)

Bei den meisten chronischen Pankreatitiden kommt es in der Perfusionsphase zu einer gegenüber dem normalen Pankreasparenchym reduzierten maximalen Dichteanhebung, insbesondere bei der sklerosierenden Form der chronischen Pankreatitis (Abb. 46). Die Dichteanhebung liegt dann lediglich zwischen 10 und 20 HE. Die maximale Kontrastanhebung ist erst verzögert zwischen der 40. und 50. s nach KM-Applikation, im Gegensatz zu 10–25 s beim normalen Pankreasparenchym, vorhanden (Abb. 46 u. 47).

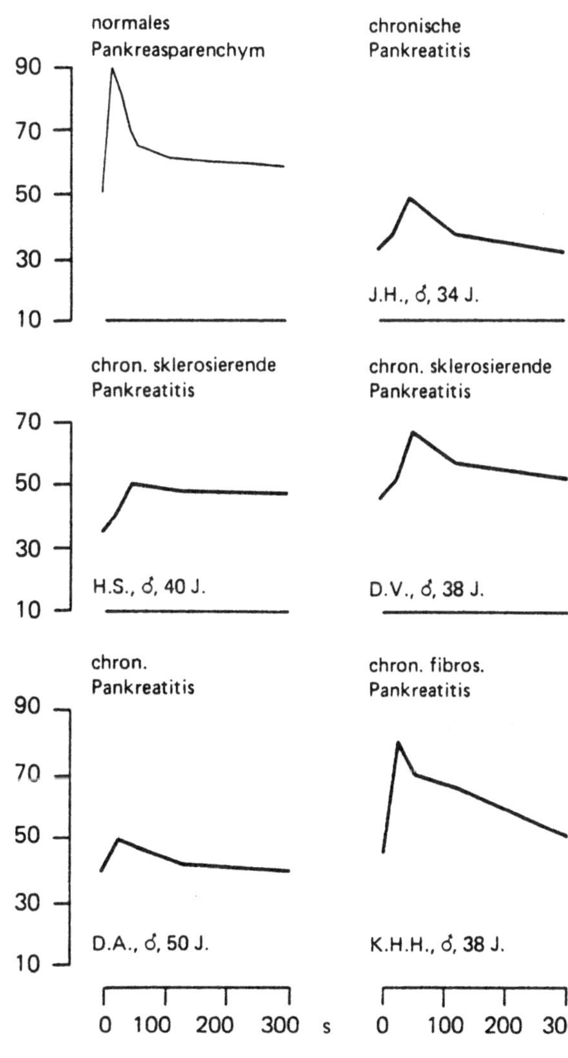

Abb. 47. Zeit-Dichte-Kurven bei Patienten mit chronischer Pankreatitis

6.6.3 Pankreastumoren

Es handelt sich bei der überwiegenden Zahl der malignen Tumoren um Adenokarzinome. Zystadenokarzinome sind weit seltener nachweisbar. Vorwiegend
solide Adenokarzinome haben im CT weder eine typische Morphologie noch
eine spezifische Dichte. Im Gegensatz zu den meisten Lebertumoren zeigt die
Dichte eines Pankreaskarzinoms gegenüber dem normalen Pankreasparenchym
und einem entzündlichen Pseudotumor häufig keinen Unterschied. Lediglich bei
ausgedehnten intratumoralen Nekrosehöhlen lassen sich unregelmäßig
begrenzte hypodense Strukturen abgrenzen.

Wenn der Tumor die Kontur des Organs verändert hat, ist er in der Regel
größer als 3 cm. Intrapankreatische Tumoren, die die Größe und auch die
Oberfläche des Organs nicht verändern, sind ohne KM-Gabe in der Regel nicht
nachweisbar. Sehr kleine Tumoren im Bereich des Processus uncinatus zeigen
sich als rundliche ovaläre Auftreibung mit einem Verlust der kommaförmigen
Konfiguration des hinter der V. mesenterica superior gelegenen Processus
uncinatus.

Meist wird das Pankreaskarzinom durch seine sekundären Zeichen diagnostiziert. Dazu gehören Erweiterungen der großen extra- und intrahepatischen
Gallengänge sowie des Pankreasganges. Weitere Hinweise auf ein Pankreaskarzinom sind Lebermetastasen, peripankreatische retroperitoneale Lymphknoten
sowie eine diffuse Tumorinfiltration in die Umgebung mit Ummauerung der
A. mesenterica superior. Nahezu ⅔ der Pankreasneoplasien sind im Pankreaskopf lokalisiert. Die Pankreaskopfkarzinome haben eine geringfügig bessere
Prognose als die Korpus- und Schwanzkarzinome, da sie aufgrund des häufig
auftretenden Verschlußikterus in einem früheren Stadium erkannt werden. Daß
eine Kalzifikation nicht immer ein Pankreaskarzinom ausschließt, geht aus
Beobachtungen von Ferruci et al. (1979) hervor. Ferruci fand in seinem
Patientengut bei 4% der Pankreasneoplasien eine chronisch kalzifizierende
Pankreatitis.

In unserem Patientengut kam es in 69% der untersuchten Fälle von Pankreaskarzinomen in der dynamischen CT zu einer verminderten Kontrastanhebung im
Tumor im Vergleich zur regelrechten Dichtezunahme im normalen Pankreasparenchym, so daß der hypodense Tumor vom umgebenden Parenchym abgegrenzt werden konnte (Abb. 48). Bei diesen Patienten zeigt der Pankreastumor
in der Frühphase keine Dichtezunahme, während das umgebende Pankreasparenchym einen typischen unauffälligen Kontrastanstieg zeigt.

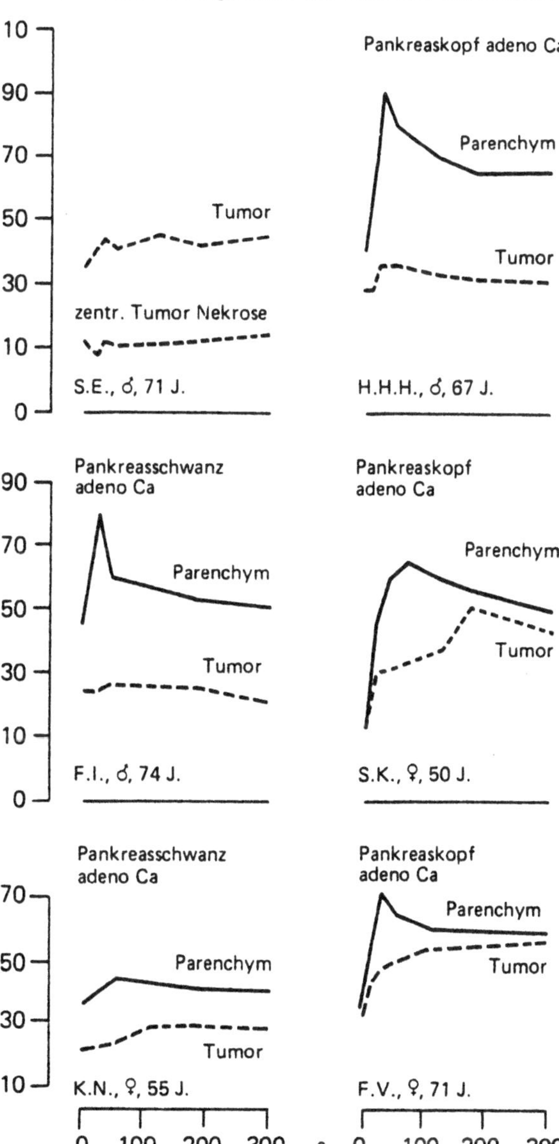

Abb. 48. Zeit-Dichte-Kurven bei Patienten mit Pankreaskarzinom

Durch die Erhöhung des Dichtegradienten in der Phase der maximalen
Durchblutung kommt es zu einer Demaskierung des Tumors (Abb. 49 u. 50).
Häufig kann erst nach KM-Gabe der Tumor abgegrenzt werden, so daß der
Verdacht auf ein Pankreaskarzinom erhärtet wird. Bei einigen Karzinomen ist im
weiteren Verlauf eine allmähliche Dichtezunahme im Tumor und deshalb eine
Aufhebung der Dichtedifferenz nachweisbar.

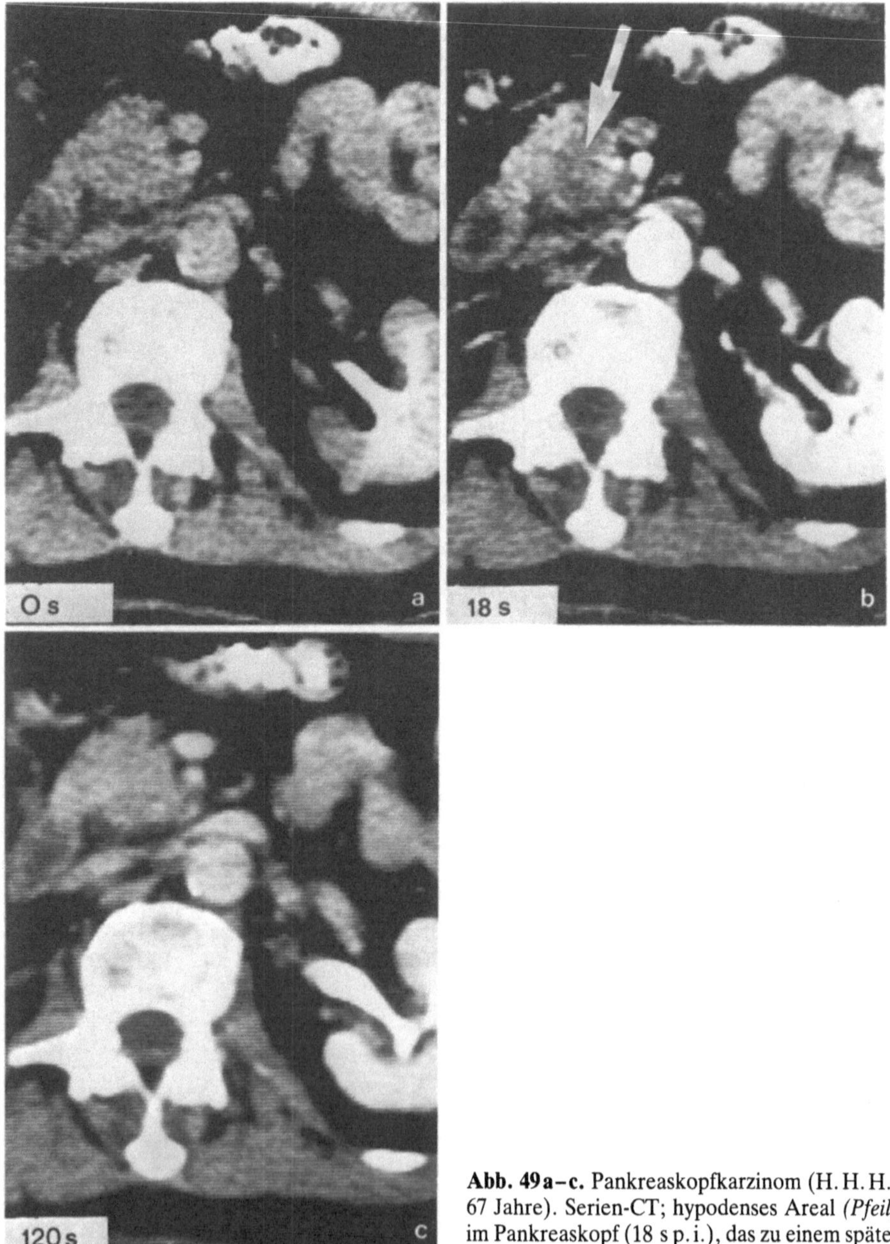

Abb. 49a–c. Pankreaskopfkarzinom (H. H. H.,
67 Jahre). Serien-CT; hypodenses Areal *(Pfeil)*
im Pankreaskopf (18 s p. i.), das zu einem späteren Zeitpunkt nicht mehr abgrenzbar ist

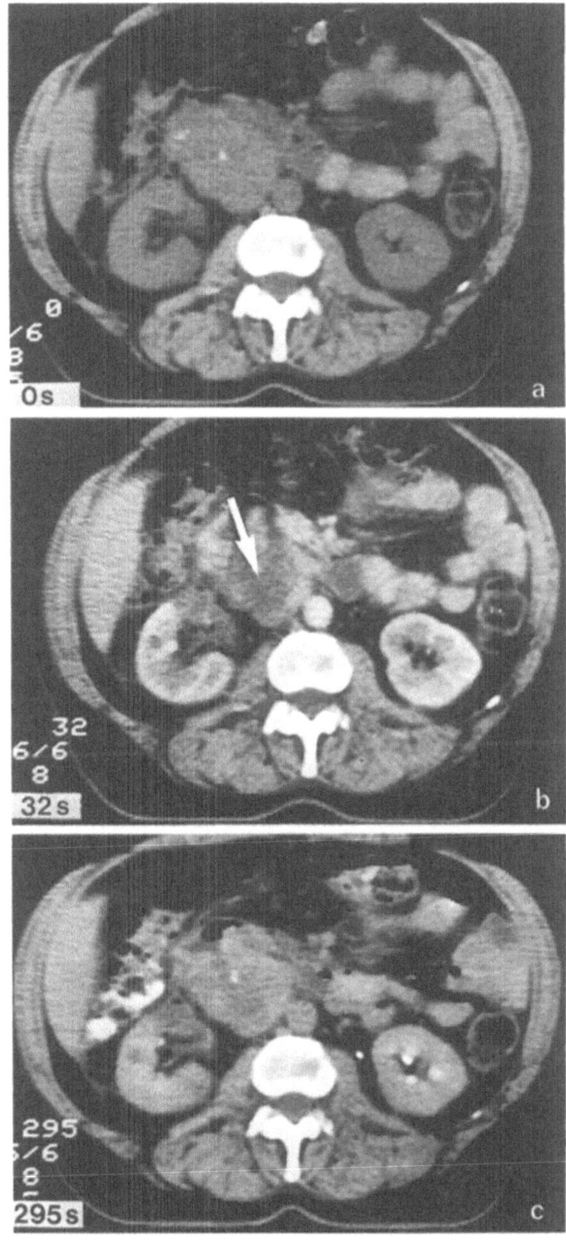

Abb. 50a–c. Leiomyosarkom im Pankreaskopf (H.V., männl., 61 Jahre). **a** Im Nativbild polyzyklisch begrenzte Auftreibung des Pankreaskopfes mit stippchenförmigen Verkalkungen. Der Tumor selbst zeigt keine Dichteänderungen gegenüber dem Pankreasparenchym. **b** Erst nach I.-v.-KM-Bolusgabe grenzt sich der Tumor als hypodense Zone gegenüber dem saumförmig umgebenden Pankreasparenchym ab *(Pfeil).* **c** Der Kontrast ist 295 s p.i. weniger deutlich

Ein Zystadenokarzinom zeigte in der arteriellen Phase ein massiv KM-aufnehmendes umschriebenes Tumorareal neben einer Anreicherung in den Zystenwänden (Abb. 51).

Insgesamt wurde in unserem Patientengut bei der Diagnose Pankreaskarzinom eine Sensitivität von 95% erreicht, die ohne dynamische CT bei 86% liegt. Ein falsch-negativer Befund fand sich bei unseren Patienten bisher nicht.

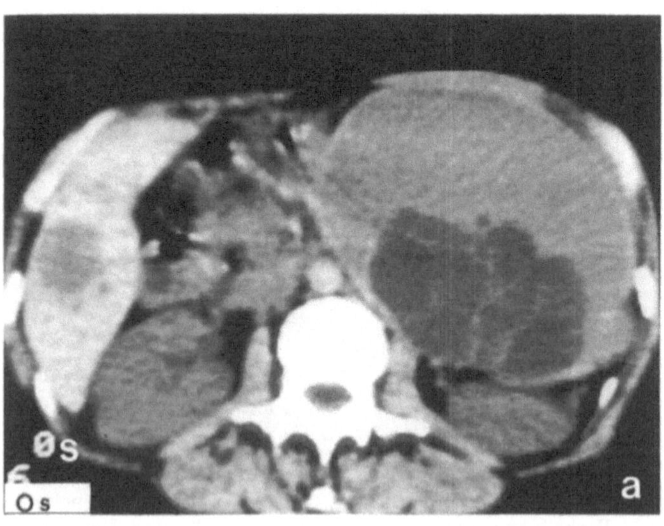

Abb. 51 a–d. Zystadenokarzinom des Pankreas (B. H. weibl., 38 Jahre). Im linken Abdomen, 10 · 12 · 12 cm groß, vorwiegend zystische, septierte, vom Pankreasschwanz ausgehende Raumforderung. Nach KM-Gabe zeigt sich neben einer Anreicherung in der Zystenwand **(b)** dorsolateral in der arteriellen Phase ein massiv KM-aufnehmendes, umschriebenes Tumorareal *(Pfeil)*, dessen Dichte im Verlauf der weiteren Untersuchung abnimmt. Die linke Niere ist durch die Raumforderung komprimiert und nach dorsal verdrängt, Metastasen im rechten Leberlappen

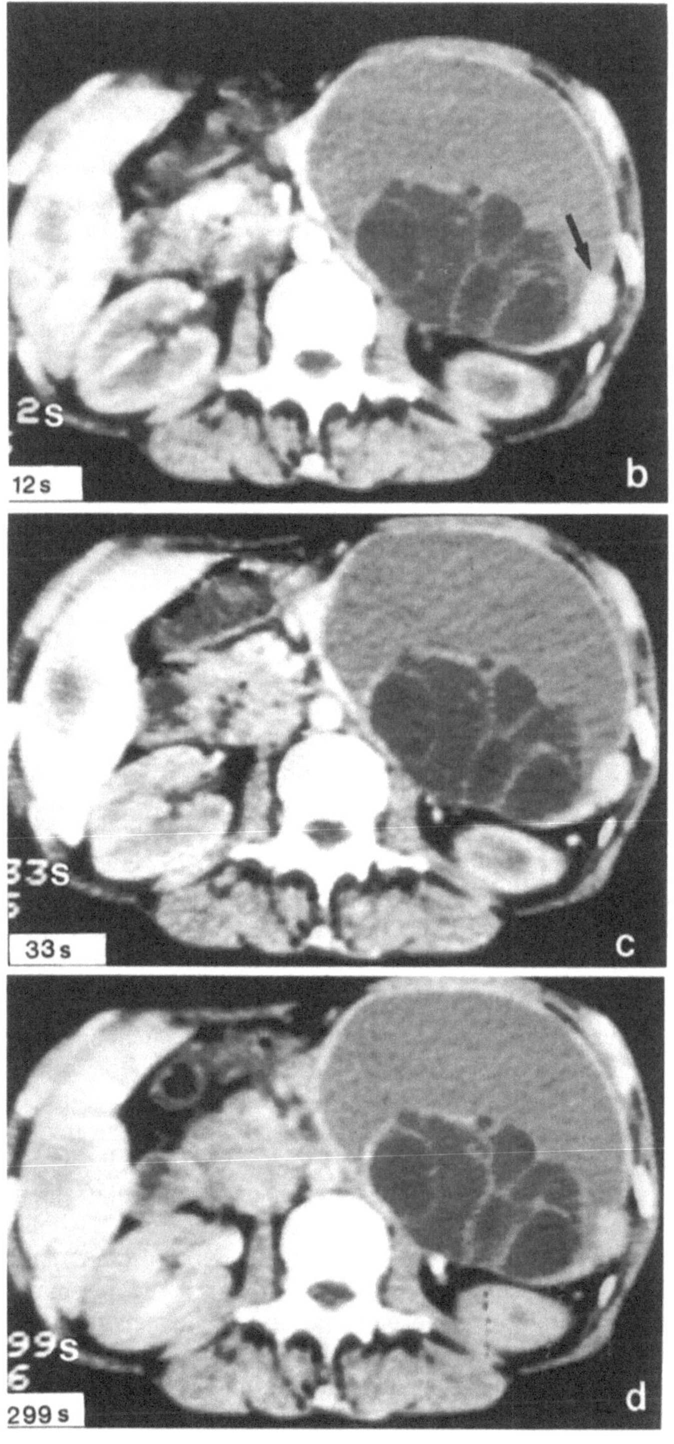

12 s
33 s
299 s
b
c
d

6.6.4 Wertung

Die dynamische CT ermöglicht die Abklärung einer umschriebenen oder diffusen Auftreibung des Pankreas. Bei der akuten Pankreatitis können Ödem- und Nekrosezonen vom noch funktionsfähigen Parenchym abgegrenzt werden. Das Ausmaß von noch vorhandenem regelrecht perfundiertem Parenchym kann einen entscheidenden Hinweis auf die Prognose des Patienten geben.

In Übereinstimmung mit Sheedy (1977) konnten wir auch bei unseren Patienten feststellen, daß bei einer nichtkalzifizierten umschriebenen Auftreibung ohne umschriebene oder diffuse Dichteminderung eine chronische Pankreatitis nicht von einem Pankreasneoplasma abgegrenzt werden kann, wenn keine sekundären Zeichen der Malignität vorliegen. Zusätzlich ist die Diagnose auch dadurch erschwert, daß ein kleines Pankreaskarzinom von entzündlich verändertem Gewebe umgeben wird, so daß auch eine zytologische Untersuchung nach Probebiopsie häufig nicht zur endgültigen Diagnose beitragen kann.

Die dynamische CT nach intravenöser Kontrastmittelbolusinjektion liefert Kriterien zur Abgrenzung der chronischen Pankreatitis vom Pankreasneoplasma:

1. Bei einer chronischen Pankreatitis kommt es nach intravenöser Bolusinjektion zu einer homogenen Dichteanhebung, die gegenüber dem normalen Pankreasparenchym verzögert und vermindert ist. Ein Areal mit fehlender bzw. verminderter Kontrastanreicherung ist außer bei den meist schon ohne KM eindeutig abgrenzbaren Pseudozysten nicht erkennbar.

2. In Übereinstimmung mit den Beobachtungen von Marchal et al. (1979) zeigt das Pankreaskarzinom im Vergleich zum normalen Parenchym keine oder nur eine minimale Dichtezunahme nach KM-Injektion, während das umgebende Pankreasparenchym ein regelrechtes Anreicherungsverhalten aufweist. Entsprechend den bekannten angiographischen Kriterien kann die fehlende Kontrastanhebung in der vaskulären Phase als pathognomonisch und als wesentliches Kriterium für ein Pankreaskarzinom angesehen werden.

Zusätzlich kann mit Hilfe der Serien-CT auch eine Tumorkompression der V. lienalis durch eine verlängerte Kontrastanhebung in der Milz neben dem direkten Nachweis von Kollateralen erkannt werden. Im Gegensatz zum Adenokarzinom zeigt sich häufig beim anaplastischen Karzinom eine ausgedehnte Nekrosezone, die auch im CT-Bild vor KM-Gabe nachweisbar ist.

Außer bei den von uns untersuchten Zentroblastomen, die eine homogene Dichtezunahme nach KM-Gabe aufwiesen, wurde bei den Pankreaskarzinomen aufgrund der fehlenden umschriebenen Kontrastanhebung in der dynamischen CT die Wahrscheinlichkeitsdiagnose Pankreasneoplasma gestellt. Es ist aber zu berücksichtigen, daß bei den meisten Patienten aufgrund der klinischen Symptomatik der dringende Verdacht auf ein Pankreasneoplasma besteht.

Insulinome werden aufgrund der massiven Kontrastanhebung während der arteriellen Phase erkannt. Die CT kann somit in Übereinstimmung mit den bekannten angiographischen Kriterien zur Diagnose eines Insulinoms beitragen (Abb. 52).

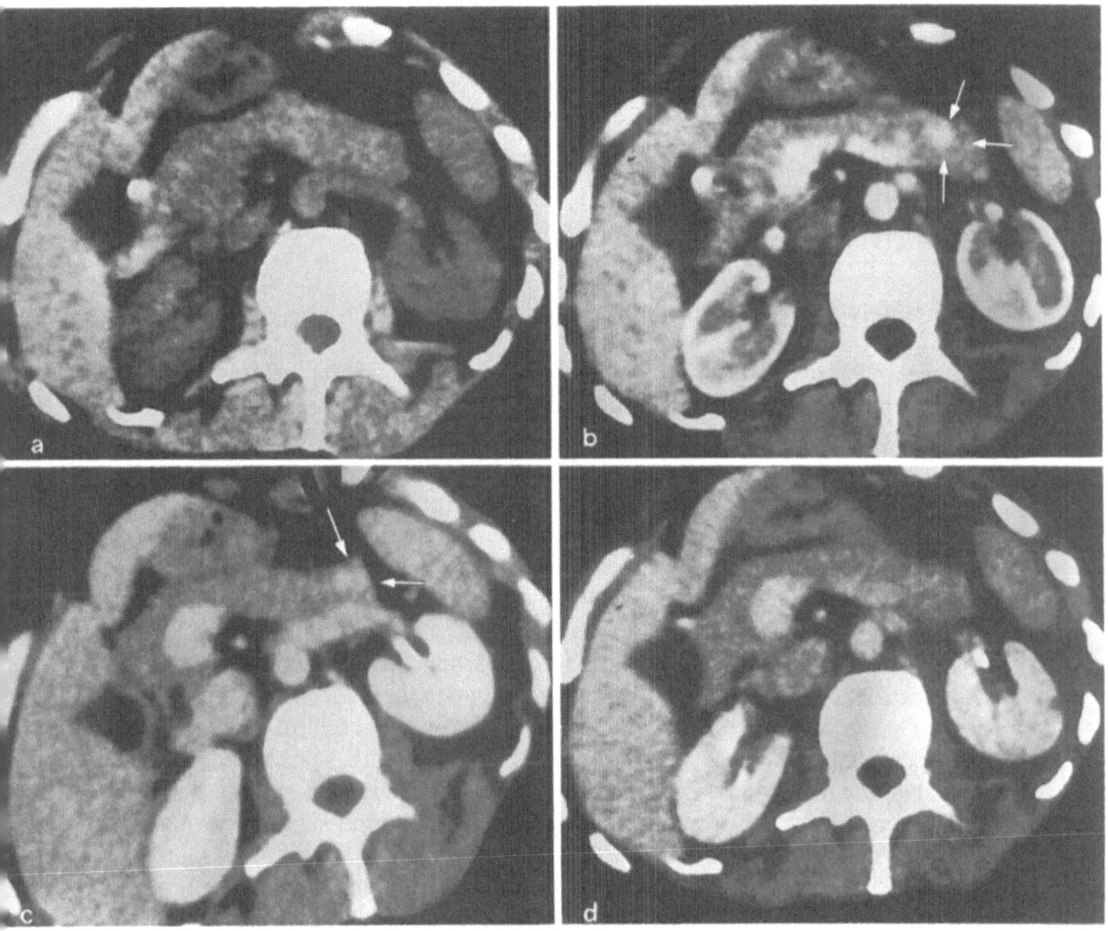

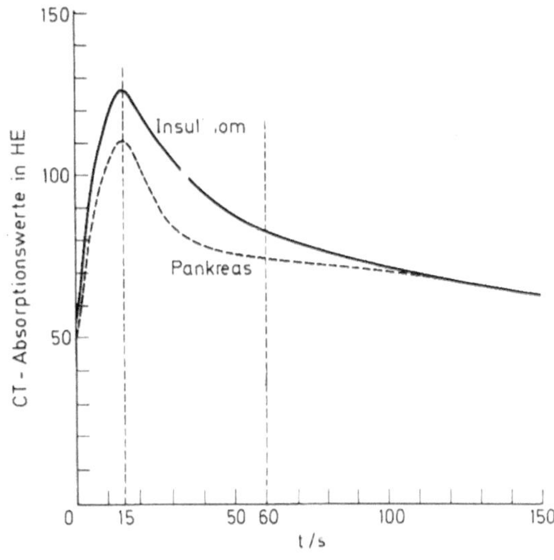

Abb. 52. a Normales Pankreas (vor I.-v.-KM-Gabe). **b** Ca. 1 cm großer hyperdenser Tumor im Bereich des Pankreasschwanzes, etwa 2 cm vom Ende der Cauda entfernt und knapp unter der Pankreasvorderfläche gelegen (ca. 15 s p.i.). **c** Ca. 30 s p.i. Insulinom im Pankreasschwanz durch Atemverschieblichkeit gering veränderte Darstellung; ca. 45 s p.i. abnehmende Densität im Insulinom, jedoch noch identifizierbar. **d** Ca. 75 s p.i. homogene Dichteverteilung im Pankreas, das Insulinom im Pankreasschwanz ist nicht mehr zu lokalisieren. **e** Zeitabhängigkeit der Absorptionswerte nach I.-v.-KM-Gabe in durchschnittlichen HE. Kontrastierung der Insulinoms nur von 15–60 s p.i. (Buck u. Binder 1982)

6.7 Milz

Die CT der Milz unter Verwendung von Kontrastmitteln hat sich bereits bei
traumatischen Läsionen der Milz, entzündlichen Prozessen, Tumoren und bei
der Erkennung von Nebenmilzen bewährt. Problematisch ist jedoch der Nachweis von Tumorherden unter 1 cm Größe, insbesondere beim Staging von
Lymphonen.

6.7.1 Gefäß- und Organdarstellung

Durch die dynamische CT gelingt eine gute Darstellung der arteriellen und
venösen Gefäße am Milzhilus. Die Milz selbst kann aufgrund ihrer anatomischen
Strukturierung entweder eine homogene oder eine mehr oder weniger inhomogene Parenchymanreicherung zeigen. Das inhomogene Anreicherungsmuster
beginnt in der arteriellen Phase und setzt sich in die Parenchymphase fort
(Abb. 53). Ungefähr 120 s p. i. wird eine homogene Parenchymkontrastierung erreicht. Das gegenüber den anderen parenchymatösen Organen unterschiedliche
Anreicherungsmuster läßt sich durch den histologischen Aufbau der Milzgefäße
erklären. Die Milzsinus stellen einen zwischen die arterielle und venöse Bahn
geschaltetes „intermediäres" System von wurstförmigen kapillären Hohlräumen
dar, die die rote Pulpa ausfüllen. Die Milzsinus bilden im Ganzen ein 3dimensio-
nales Netzwerk und sind gegeneinander intermittierend abgeschlossen, so daß ihr
Inhalt wechselt: sie können prall mit Erythrozyten gefüllt sein, während das
Plasma abgefiltert ist, sie können mehr weiße als rote Blutzellen enthalten, oder
ihr Inhalt entspricht bei verhältnismäßig engem Durchmesser der normalen
Zusammensetzung des Blutes. Durch die Poren in der Sinuswand können
geformte und flüssige Bestandteile des Sinusinhaltes und der roten Milzpulpa in
beiden Richtungen ausgetauscht werden. Die Weite der Öffnung in der Sinuswand wechselt in Abhängigkeit vom Funktionsinhalt. Die Milzsinus funktionie-
ren gewissermaßen als Filter und Blutflußregulatoren und führen zu einer
inhomogenen KM-Anreicherung.

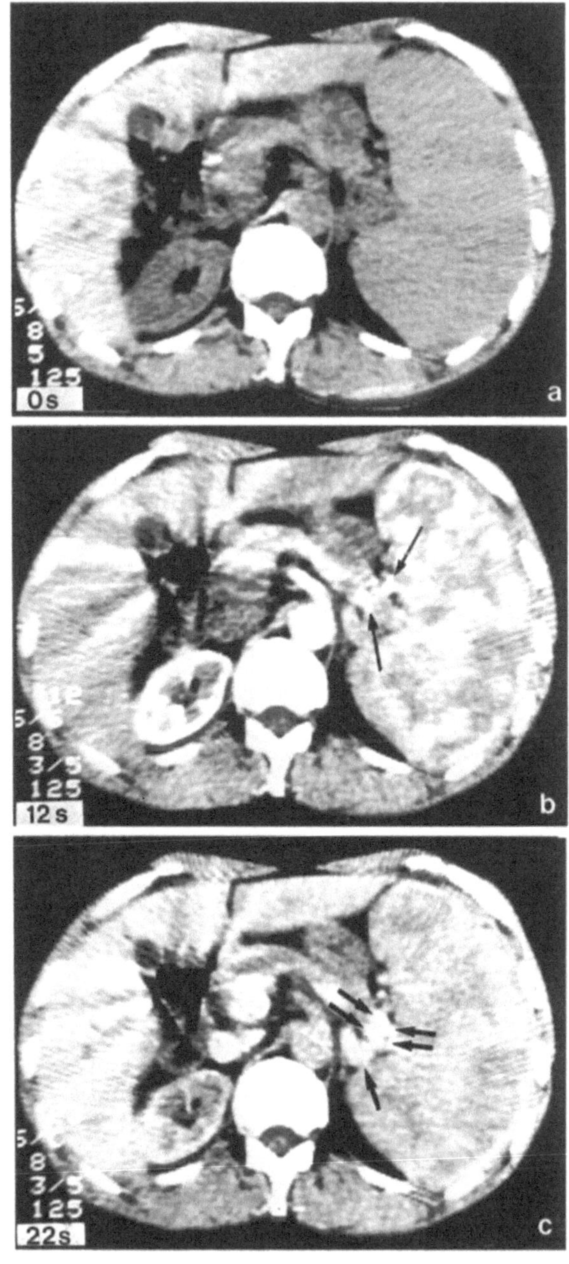

Abb. 53a–c. Splenomegalie bei hämolytischer Anämie (W.M., männl., 49 Jahre). 12 s p.i. **(b)** Kontrastierung der A. lienalis am Milzhilus *(Pfeile)*. Inhomogene Dichteanhebung der Milz. 22 s p.i. **(c)** stellt sich die V. lienalis dar *(Pfeile)*

6.7.2 Pathologische Veränderungen

Wegen der u. U. erheblichen inhomogenen KM-Anreicherung in einer normalen Milz gelingt durch die dynamische CT nur eine geringe Verbesserung der Nachweisrate von kleinen Tumorherden (Abb. 54). Die dynamische CT ermöglicht jedoch eine bessere Darstellung und Nachweisbarkeit von pathologischen Veränderungen am Milzhilus. So können Nebenmilzen von vergrößerten Lymphknoten oder Varizen aufgrund ihres unterschiedlichen KM-Anreicherungsverhaltens differenziert werden. Varizen reichern synchron mit der V. lienalis an und zeigen eine stärkere Dichteanhebung als Nebenmilzen oder Lymphknoten. Nebenmilzen weisen eine der Milz entsprechende maximale Kontrastverstärkung auf und können deshalb von Lymphknoten unterschieden werden. Unproblematisch ist auch eine Differenzierung einer Ektasie oder Aneurysmabildung der A. lienalis von Varizen oder venösen Kollateralgefäßen bei Verschluß der V. lienalis oder bei portaler Hypertension aufgrund der unterschiedlichen Kontrastanhebung (Abb. 55).

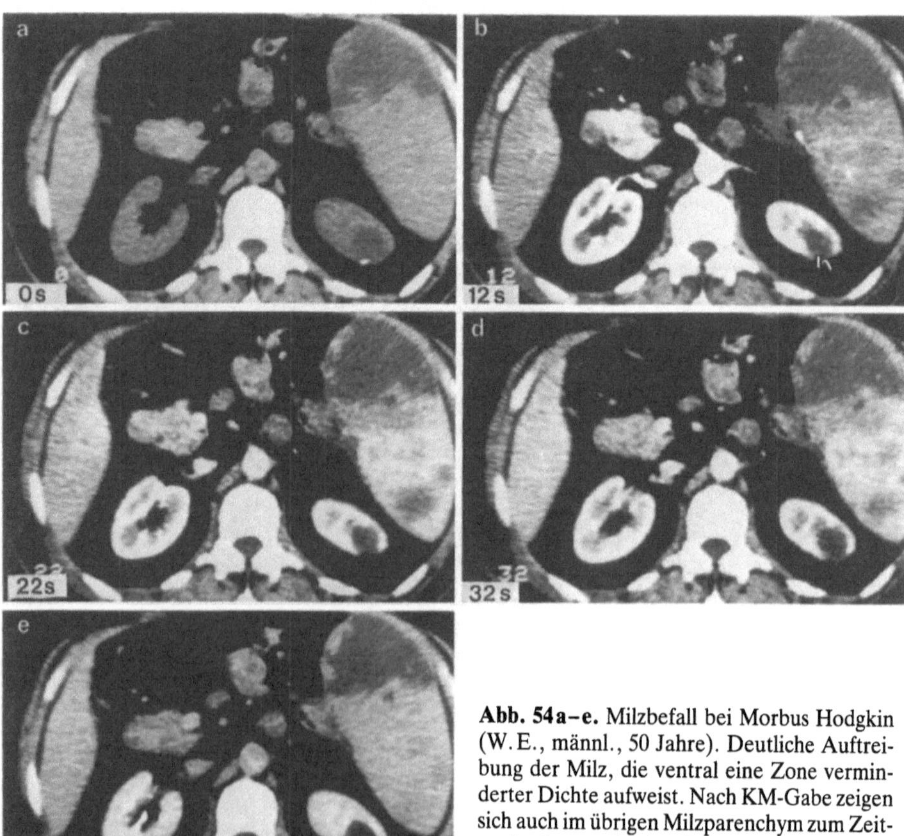

Abb. 54a–e. Milzbefall bei Morbus Hodgkin (W. E., männl., 50 Jahre). Deutliche Auftreibung der Milz, die ventral eine Zone verminderter Dichte aufweist. Nach KM-Gabe zeigen sich auch im übrigen Milzparenchym zum Zeitpunkt der maximalen Durchblutung mehrere hypodense Areale als Zeichen eines diffusen Befalls der gesamten Milz

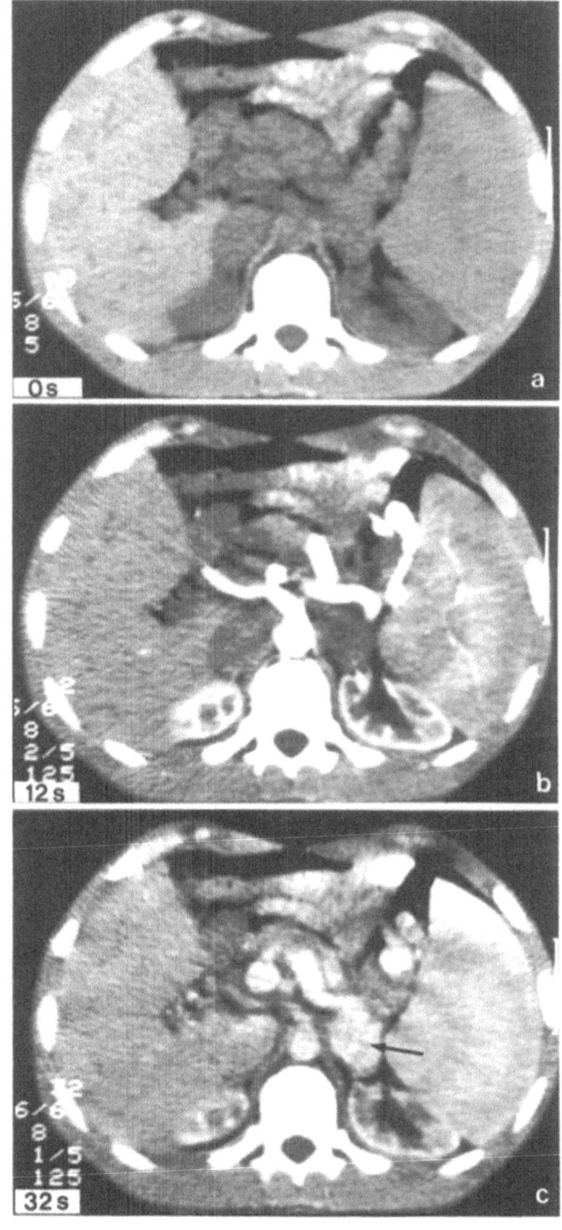

Abb. 55a–c. Splenomegalie auf dem Boden einer kongenitalen Mißbildung der Milzgefäße (B.F., männl., 18 Jahre). **a** Im Präkontrastbild nicht zu differenzierendes Gefäßknäuel am Milzhilus. **b** 12 s p.i. Kontrastierung der ektatischen und elongierten A. lienalis. **c** 32 s p.i. stellt sich ein walnußgroßes Aneurysma *(Pfeil)* der V. lienalis dar

6.7.3 Wertung

Eine bessere Detailerkennbarkeit intralienaler Läsionen ist durch die dynamische CT aufgrund der normalen inhomogenen KM-Anreicherung nicht möglich, so daß auch beim Einsatz von Scannern mit einer besseren zeitlichen Auflösung ein befriedigendes Ergebnis beim Staging von Lymphomen nicht zu erwarten ist. Bessere Ergebnisse durch die CT werden jedoch bei Verwendung von jodierten Fettemulsionen als KM (z. B. EOE-13) erreicht. Der Einsatz der dynamischen CT bedeutet jedoch einen Fortschritt in der Diagnostik von pathologischen Veränderungen im Bereich des Milzhilus.

6.8 Retroperitoneum

6.8.1 Nieren

Die retroperitoneal in der Fossa lumbalis paarig angelegten Nieren lassen sich computertomographisch gut darstellen. Nativ lassen sich Mark und Rinde nicht differenzieren, lediglich das Fettgewebe der Marksinus markiert sich. Der Dichtewert des normalen Nierenparenchyms liegt im Mittel bei 35 HE. Nach intravenöser KM-Bolusinjektion zeigt sich in der arteriellen Phase (10–20 s nach KM-Gabe) eine deutliche Markierung des peripheren Rindensaumes und ein Dichteanstieg der Rindenregion auf ca. 140 HE. Nach langsamem Dichteabfall der Nierenrinde steigt die Dichte der Markregion, und in der tubulär-nephrographischen Phase (60–120 s nach KM-Gabe) zeigt sich eine homogene Anfärbung des Nierenparenchyms mit einer beginnenden Füllung der Nierenkelche und des Nierenbeckens. Die Nierengefäße (A. und V. renales) können in einer Schichtebene nur teilweise abgebildet werden.

Die Zeit-Dichte-Kurven (Abb. 56) der normalen Niere stellen 3 gleichzeitig ablaufende Funktionen dar: Perfusion, KM-Diffusion ins Interstitium und Abfluß des KM ins Nierenbeckenkelchsystem. Die Nierenmarkkurve steigt langsam an und zeigt einen Gipfel zwischen 60 und 120 s nach KM-Applikation. Ähnlich dem Serienszintigramm kann im Seitenvergleich eine Aussage über die Perfusionsverhältnisse gewonnen werden.

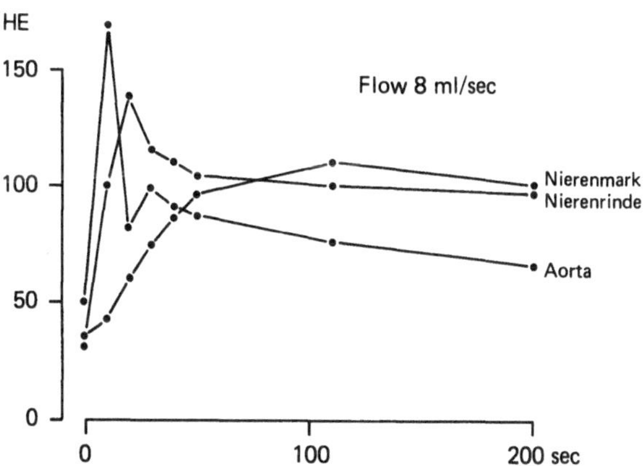

Abb. 56. Zeit-Dichte-Kurve des normalen Nierenparenchyms und der Aorta

6.8.1.1 Benigne Nierentumoren

Angiomyolipome, bei denen es sich um gutartige mesenchymale Mischgeschwülste handelt, die histologisch aus Blutgefäßen, glatten Muskelzellen, Binde- und v. a. Fettgewebe bestehen, lassen sich im Nativscan als unscharfe Raumforderung mit partiellen fettäquivalenten Dichtewerten erkennen. Der Nachweis dieses Fettgewebes gestattet eine differentialdiagnostische Abgrenzung zu Hypernephromen. Durch die Serien-CT wird daneben eine Beurteilung der Vaskularisation und eine verbesserte Abgrenzbarkeit möglich (Abb. 57).

Abb. 57 a–d. Angiomyofibrolipomatose beider Nieren (D. I., weibl., 37 Jahre). Vor KM-Gabe sind ▶
in beiden Nieren hypodense, teilweise fettäqualente Areale erkennbar. In der rechten Niere zeigt sich
im Bereich des Nierenhilus eine unscharf begrenzte weichteildichte Struktur. Nach KM-Gabe
knäuelförmige massive Dichteanhebung im rechten Nierenhilus *(Pfeil)* **(b).** Diese nimmt nach
wenigen Sekunden in der venösen Phase wieder rasch ab **(c).** Keine KM-Aufnahme im fettäqualenten
Areal *(Pfeil).*

112

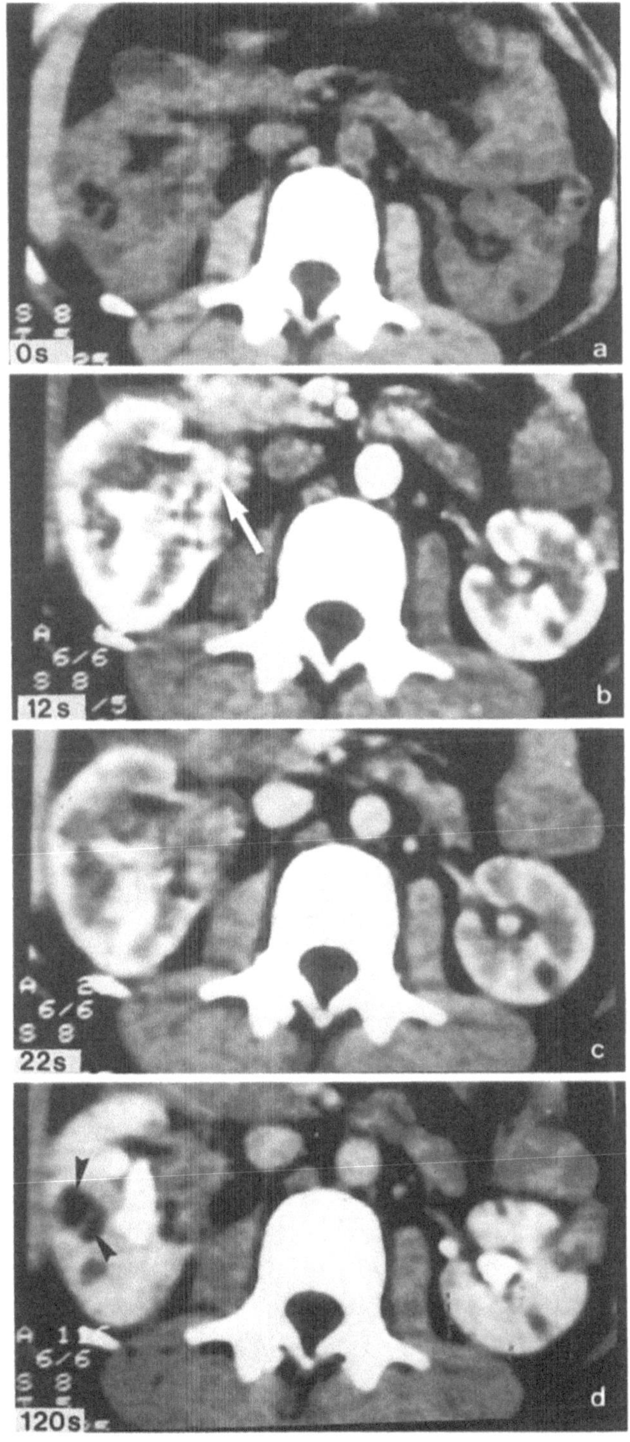

0s
A
6/6
S 8
12 s
A
6/6
S 8
22s
A 1
6/6
S 8
120s

Zu den häufigsten gutartigen Nierentumoren gehört das den epithelialen Tumoren zuzurechnende *Nierenrindenadenom*, das gewöhnlich nahe der Nierenkapsel gelegen ist und scharf vom übrigen Nierenparenchym abzugrenzen ist. Meist findet sich eine Hyperdensität im Nativscan. Verkalkungen zeigten sich im Bereich der Adenome nicht. Da es sich bei den Adenomen um relativ gefäßarme Prozesse handelt, kommt es nach intravenöser KM-Bolusinjektion zu einer gegenüber dem normalen Parenchym geringeren Kontrastanhebung (Abb. 58).

6.8.1.2 Nierentransplantat

Bei *Transplantatnieren* kann die Serien-CT zur Funktionsprüfung bei drohender Abstoßungsreaktion herangezogen werden. Mit Hilfe von Zeit-Dichte-Diagrammen läßt sich aufgrund einer reduzierten Dichteanhebung eine beginnende Abstoßungsreaktion erkennen (Abb. 59a, c).

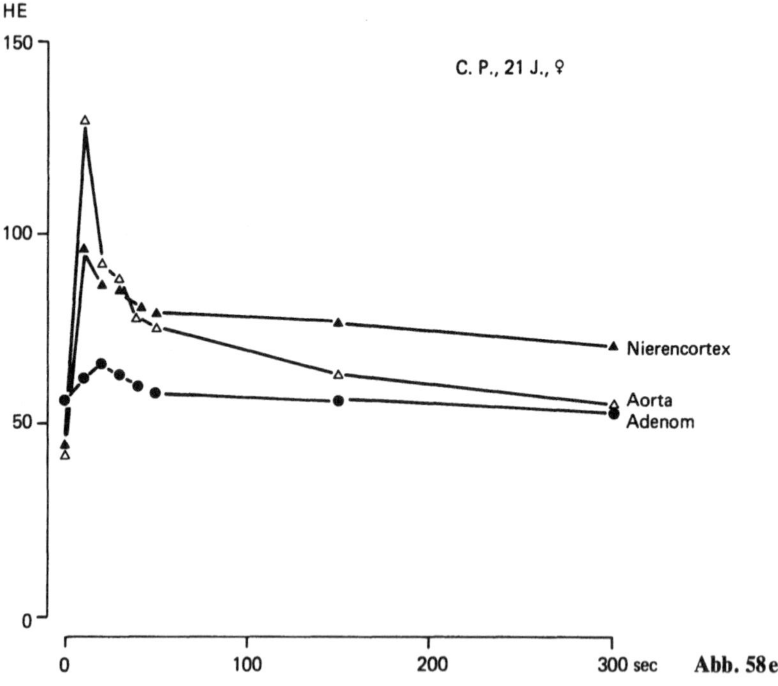

Abb. 58e

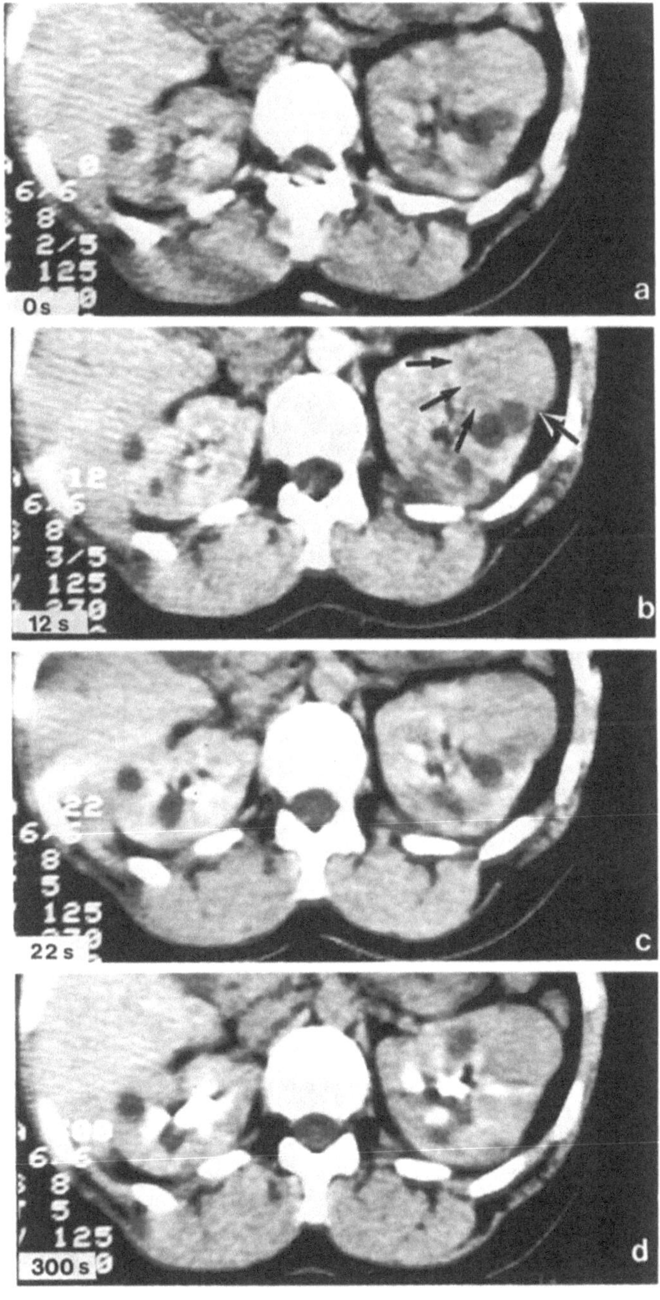

Abb. 58a–e. Adenom der Niere (C.P., weibl., 21 Jahre). Im Präkontrastbild **(a)** stellt sich das Adenom gegenüber dem Nierenparenchym als gering hyperdenser Tumor dar. Zusätzlich kommen mehrere kleine Nierenzysten zur Darstellung. 12 s p.i. **(b)** grenzt sich der gering vaskularisierte Tumor als hypodense Läsion gegenüber dem Nierenkortex und dem Nierenparenchym ab *(Pfeile)*. Im weiteren Verlauf keine Dichteänderung gegenüber der Niere, **(e)** Zeit-Dichte-Diagramm

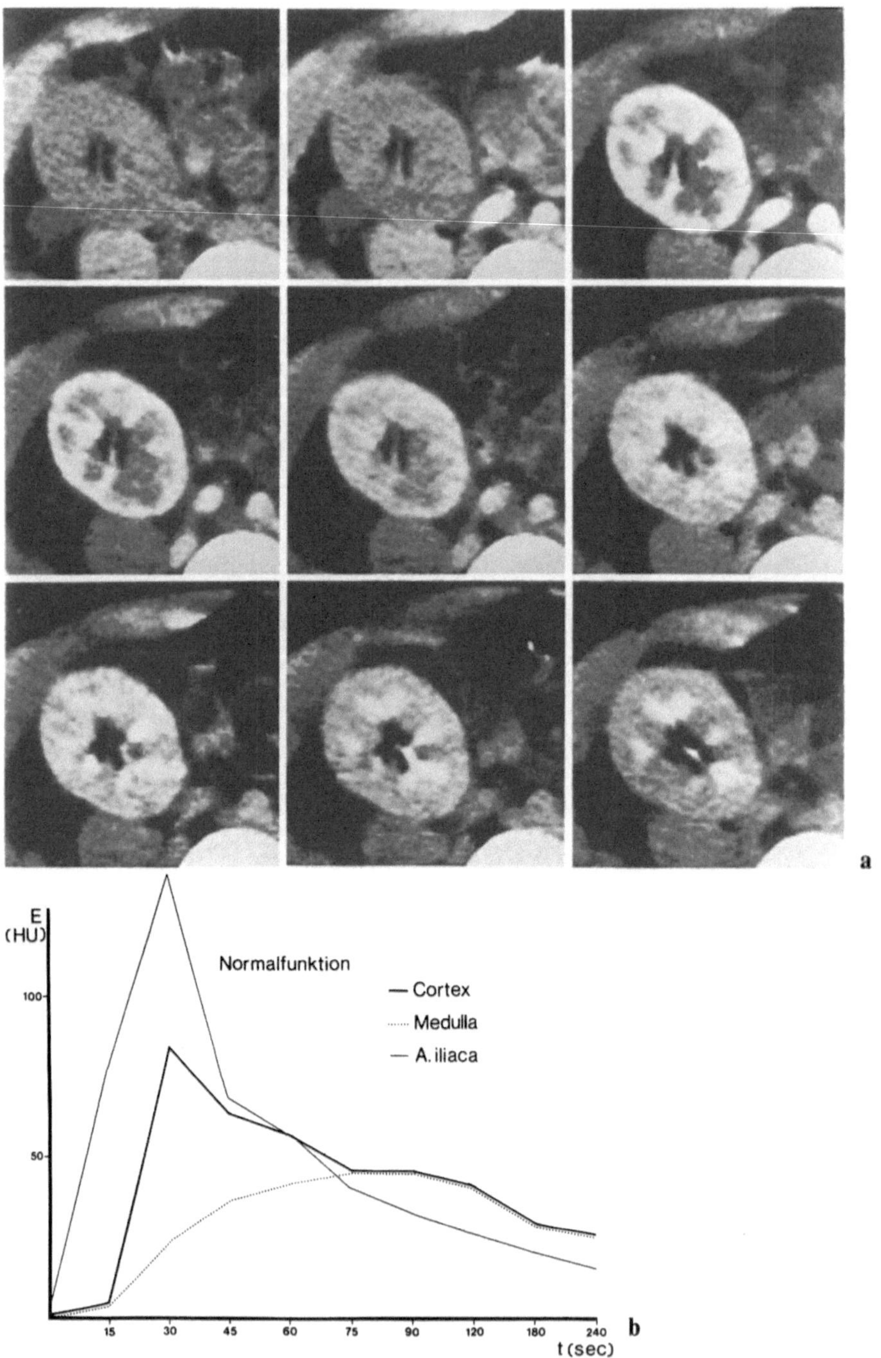

Abb. 59 a–d. Transplantatniere **a** Normalfunktion. Sequenz-CT-Serie nach I.-v.-KM-Bolusinjektion. Kräftige tubuläre Stase, Ansammlung von Kontrasturin im Nierenbecken. **b** Zeit-Dichte-Kurve. **c** Pathologische Funktion. Massive Rejektion (Patient U. A., männl., 33 Jahre). Sequenz-CT-Serie nach I.-v.-KM-Bolusinjektion. Keine Schwellung der Niere, Auftreten von Artefakten. Keine

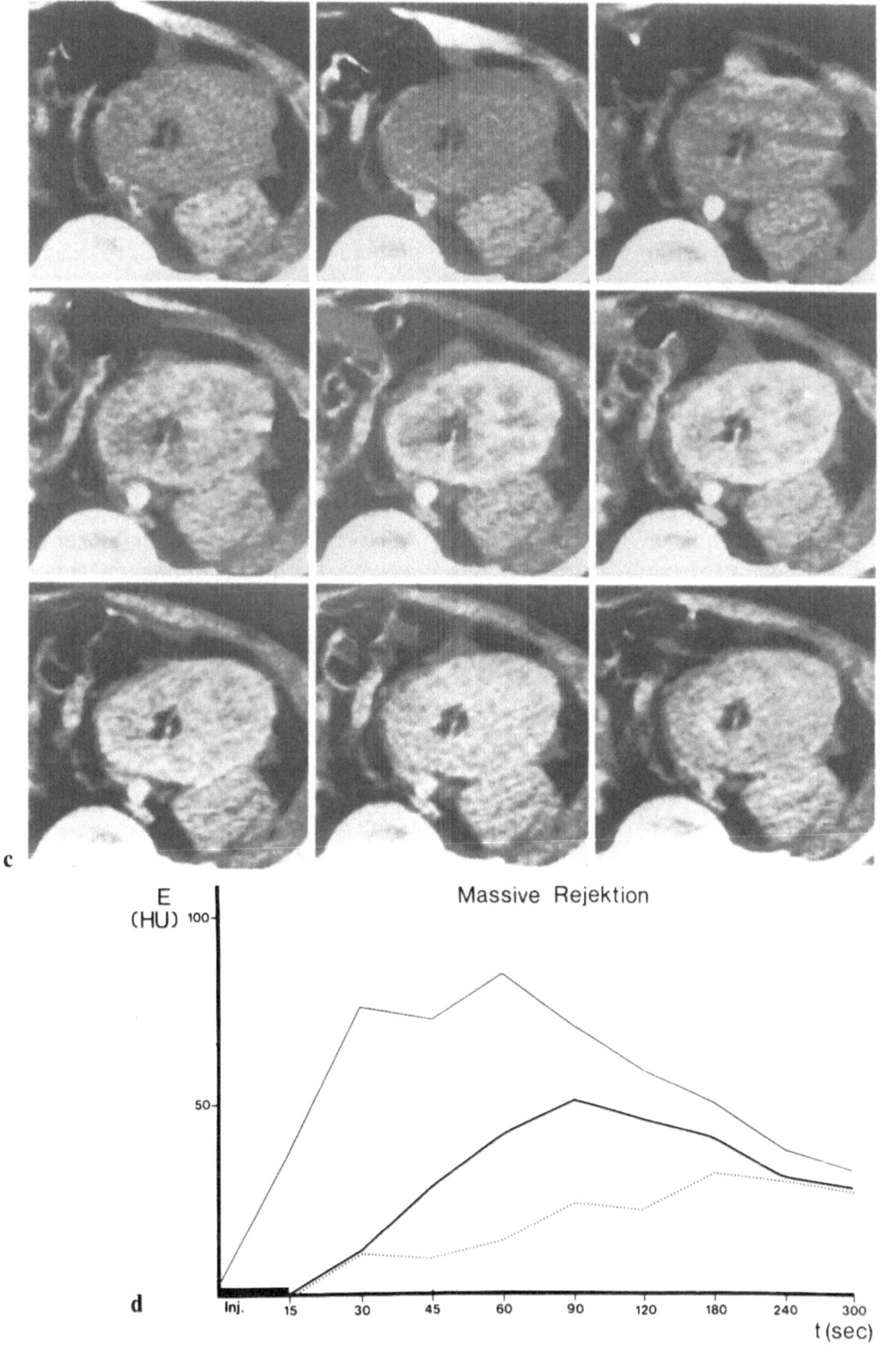

tubuläre Stase, kein Kontrasturin sichtbar. **d** Zeit-Dichte-Kurve. Massive Abflachung der Kortex-
kurve, verlängerte Dauer des Dichtegradienten zwischen Kortex und Medulla (30–240 s). Die
fehlende Darstellung des initialen Dichtepeaks in der A. iliaca ist durch die Meßintervalle bedingt.
(Aus Treugut et al. 1981)

117

6.8.1.3 Hypernephrom

¾ aller malignen Neubildungen der Nieren sind Adenokarzinome. Der überwiegende Anteil zeigt eine Hypervaskularisation, ca. 10% sind hypovaskularisiert. Bei einigen Patienten hat der Tumor die gleiche Dichte wie das umgebende Nierenparenchym. Erst die Serien-CT zeigt v. a. in der arteriellen Phase aufgrund der massiven Kontrastanhebung eine deutliche Abgrenzung des *Hypernephroms* (Abb. 60). Im Verlauf der Untersuchung vermindert sich der Dichtegradient des Tumors zum normalen Nierenparenchym und die Läsion wird wieder schlechter abgrenzbar.

Die meisten Hypernephrome sind schon im Nativscan unscharf gegenüber dem normalen Nierenparenchym abgegrenzt. Sie bieten zumeist ein „buntes Bild" mit Verfettungen, Nekrosen und Verkalkungen. Die Tumorareale zeigen meist entsprechend dem angiographischen Bild im Zeit-Dichte-Diagramm eine in der Frühphase pathologische Hypervaskularisation. Aufgrund von AV-Shunts erfolgt ein schneller Dichteabfall in der 20.–40. s, so daß der in der Frühphase hyperdense Tumor relativ rasch nach 1 min wieder hypodens zum umgebenden normalen Nierenparenchym ist (Abb. 60). Auch ein Thrombus in der Nierenvene und V. cava kann zum Zeitpunkt der höchsten Dichteanhebung im venösen Gefäßsystem nachweisbar werden.

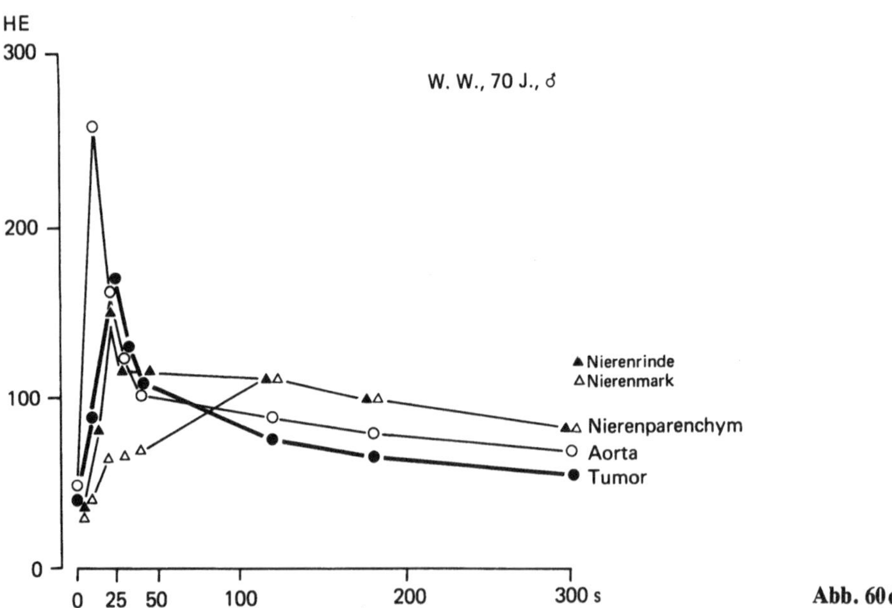

Abb. 60 a–d. Hypernephroides Nierenkarzinom (W. W., männlich., 70 Jahre). **a** Im Präkontrastscan, dem Nierengewebe isodenser Tumor *(Pfeile)*. **b** Nach KM-Injektion zunächst massive Hypervaskularisation des Tumors. **c** Im weiteren Verlauf rasche Dichteabnahme des Tumorareals, welches sich gegenüber dem Nierenparenchym dann hypodens markiert. **d** Zeit-Dichte-Diagramm

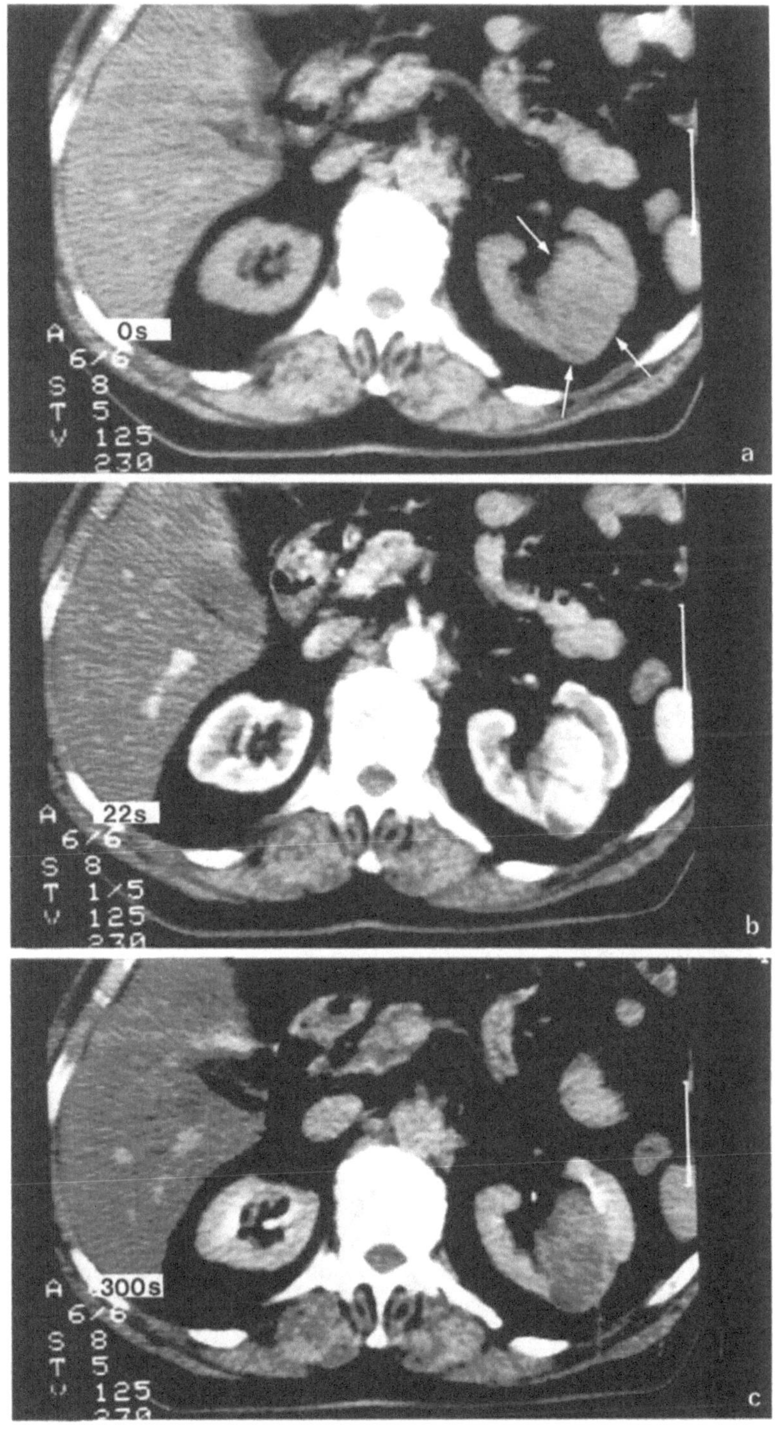

0s
A
6/6
S 8
T 5
V 125
230
a
22s
A
6/6
S 8
T 1/5
V 125
230
b
300s
A
6/6
S 8
T 5
V 125
270
c

6.8.1.4 Sonstige Nierenprozesse

Nierenzysten lassen sich im Nativ-CT in der Regel gut abgrenzen. Die differentialdiagnostische Abgrenzung fällt schwerer, wenn die Dichte der Zyste aufgrund des Eiweiß- oder Zellgehaltes erhöht ist. Mit Hilfe der Serien-CT und der Darstellung von Zeit-Dichte-Diagrammen läßt sich z. B. bei einer eingebluteten Zyste eine Differentialdiagnose gegenüber einem Tumor vornehmen. Die Serien-CT ermöglicht auch bei parapelvinen Zysten eine Abgrenzung von den normalen hilären Strukturen, wie Nierenbecken und Gefäßen.

Bei einem Kapselriß tritt das Blut in den perirenalen Raum aus, überschreitet aber nicht die Fascia gerota. In Nativbild können die Nieren vom umgebenden Blut im perirenalen Raum nur schwer identifiziert werden. Mit Hilfe der dynamischen CT gelingt eine bessere Abgrenzung der Niere vom umgebenden *Hämatom* und – im Vergleich zur Gegenseite – eine Aussage über die Funktion.

6.8.1.5 Wertung

Mit Hilfe der dynamischen CT kann der Vaskularisationsgrad eines tumorösen Prozesses ohne Einsatz der invasiven Angiographie ausreichend erfaßt werden, so daß auf weitergehende diagnostische Maßnahmen bei gleicher Trefferquote der Angiographie verzichtet werden kann. Darüber hinaus kann die CT die perinephritische Tumorausbreitung, einen Lymphknotenbefall und eine Tumorinvasion in die Nierenvene und V. cava gleich gut oder besser erfassen.

6.8.2 Nebennieren

Die Nebennieren sind im Nativ-CT in 95–100% der Fälle bei enger Schichtdicke abgrenzbar.

Bei einer Hypo- oder Hyperplasie der Nebenniere ist durch I.-v.-KM-Gabe kein diagnostischer Fortschritt zu erwarten.

Schwierigkeiten können bei der *Abgrenzung* gegenüber angrenzenden Organstrukturen (Nierenpole, rechter Leberlappen) oder Gefäßstrukturen auftreten; so können die Milzgefäße eine Vergrößerung der beiden Nebenieren vortäuschen.

Durch eine I.-v.-KM-Bolusgabe ist durch die Dichteanhebung der umgebenden Organe und Gefäße eine Nebennierenabgrenzung gewährleistet.

Entscheidende artdiagnostische Hinweise sind durch den Vaskularisationsgrad bei *Tumoren* gegeben.

Nebennierenadenome weisen eine vom Lipidgehalt abhängige Verminderung der Gewebsdichte auf, die wasseräquivalente Absorptionswerte erreichen kann. Eine Abgrenzung gegenüber einer Zyste ist dann nur noch mit I.-v.-KM-Bolusgabe möglich.

Beim Cushing-Adenom zeigt sich entsprechend der guten Gefäßversorgung ein starker Dichteanstieg, Conn-Adenome und Metastasen sind weniger gut vaskularisiert. Das Phäochromozytom ist hypervaskularisiert und reichert von allen Tumoren am stärksten an.

6.8.3 Retroperitoneale Raumforderungen ohne Organzusammenhang

Primäre retroperitoneale Tumoren sind selten. Durch eine dynamische CT wird
eine Aussage zur Dignität und Artdiagnose nicht wesentlich verbessert. Es läßt
sich jedoch nach KM-Bolusgabe durch Bestimmung des Vaskularisationsgrades
eines Tumors die Differentialdiagnose einengen. Eine Hypervaskularisation
weisen z. B. das Phäochromozytom, Angiosarkom, Lymphangiosarkom und
Hämangiom auf.

Durch die Kontrastverstärkung wird eine wichtige Information zur
Tumorausdehnung und Lokalisation oder Einbeziehung der großen Gefäße
geliefert. Eine korrekte Abgrenzung und Identifikation von Abszessen, Hämatomen, Lymphozelen, Lymphomen und Aneurysmen wird erleichtert.

6.9 Gastrointestinaltrakt

Der Magen-Darm-Trakt bietet insgesamt ungünstige Abbildungsverhältnisse für
die CT. Wichtigste untersuchungstechnische Maßnahme ist hier eine ausreichende intraluminale Kontrastierung durch orale KM-Gabe.

Nach I.-v.-KM-Bolusgabe von 1 ml/kg KG eines trijodierten KM zeigt die
Magenwand einen Dichteanstieg um ca. 50 HE, die Darmwand um ca. 30 HE
(Abb. 61).

Die dynamische CT erbringt bei pathologischen Prozessen keine wesentlichc
diagnostische Zusatzinformation. Die Dichteänderung erlaubt z. B. keine Unterscheidung zwischen einem entzündlichen Konglomerattumor oder einem Kolon-
karzinom. Auch bei der häufig schwierigen Entscheidung, ob nach Rektumam-
putation eine Narbenplatte oder ein Tumorrezidiv vorliegt, gelingt keine Differenzierung mit Hilfe der dynamischen CT.

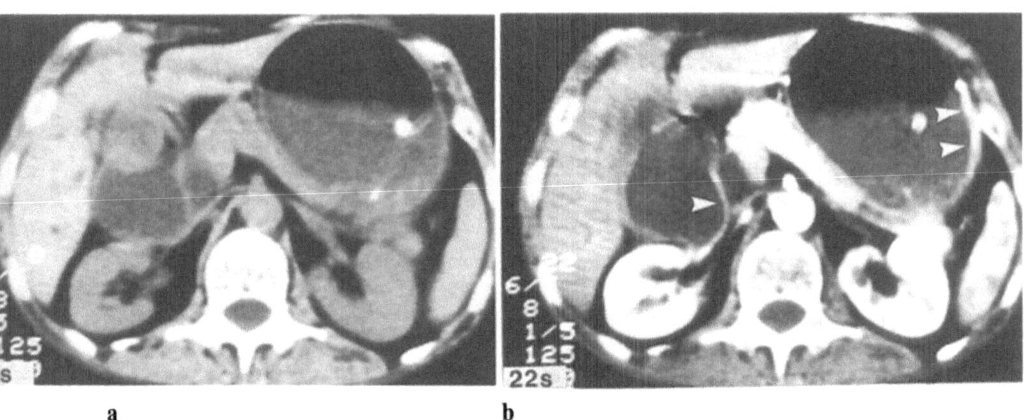

a   b

Abb. 61. a Prästenotisch dilatiertes Duodenum. **b** 22 s p.i. deutliche KM-Anreicherung der
Magenwand *(Pfeile)* und der Duodenalwand *(Pfeil)*

6.10 Abdominale Abszesse

Der Einsatz der CT in der Abszeßdiagnostik ist unbestritten. Differentialdiagnostisch ist ein Abszeß wahrscheinlich, wenn die folgenden klassischen Kriterien vorhanden sind:

1. homogen hypodense Raumforderung,
2. scharf begrenzte Wand,
3. pathologische Gasansammlung,
4. Verlagerung von benachbarten Organen.

Das klinische Bild ist jedoch entscheidend, da diese Zeichen unspezifisch sind. Die Dichte einer Abszedierung und ihre Wandbegrenzung ist in ihrem computertomographischen Erscheinungsbild abhängig vom Entwicklungsstadium und der Entstehungsart. Abszesse zeigen durchschnittlich Dichtewerte von 10–30 HE. Frische Abszedierungen können jedoch nur eine geringe Dichteminderung aufweisen, erst mit zunehmender Kolliquation der Nekrose sinken die Dichtewerte ab. Unter antibiotischer Therapie kann der sterile Eiter resorbiert werden und eine eiweißreiche Zyste entstehen.

Die CT ist eine empfindliche Methode zum Nachweis kleinster Gasansammlungen. Diese finden sich in 24–42% der Abszedierungen. Die Abgrenzung einer Abszedierung durch Granulationsgewebe beginnt vom 3.–5. Tag an. Durch KM-Gabe können zusätzliche diagnostische Kriterien gewonnen werden, denn das stark vaskularisierte Granulationsgewebe zeigt einen deutlichen Kontrastanstieg. Ein derartiger hyperämischer Randsaum läßt sich in ca. 40–50% aller extraparenchymatösen Abszesse nachweisen (Abb. 62).

Bei Abszedierungen in parenchymatösen Organen ist z.B. durch eine KM-Infusion eine bessere Abgrenzung insbesondere bei frühen Abszessen, die nativ nur eine geringe Dichteänderung zeigen, gegenüber dem kontrastangehobenen umgebenden Organgewebe möglich. Hingegen wird häufig bei konventioneller KM-Gabe der hyperämische Randsaum der Abszedierung maskiert. Hier liegt die besondere Bedeutung des dynamischen CT, welche die selektive arterielle Kontrastanreicherung in einer Abszeßmembran erfaßt. Differentialdiagnostische Schwierigkeiten gegenüber nekrotischen Metastasen können insbesondere bei breiter und unregelmäßiger Abszeßmembran auftreten.

In der Zeit-Dichte-Kurve läßt sich nachweisen, daß die hypodense Abszeßzone keine KM-Anreicherung aufweist. Somit gelingt eine wichtige differentialdiagnostische Abgrenzung gegenüber soliden Tumoren.

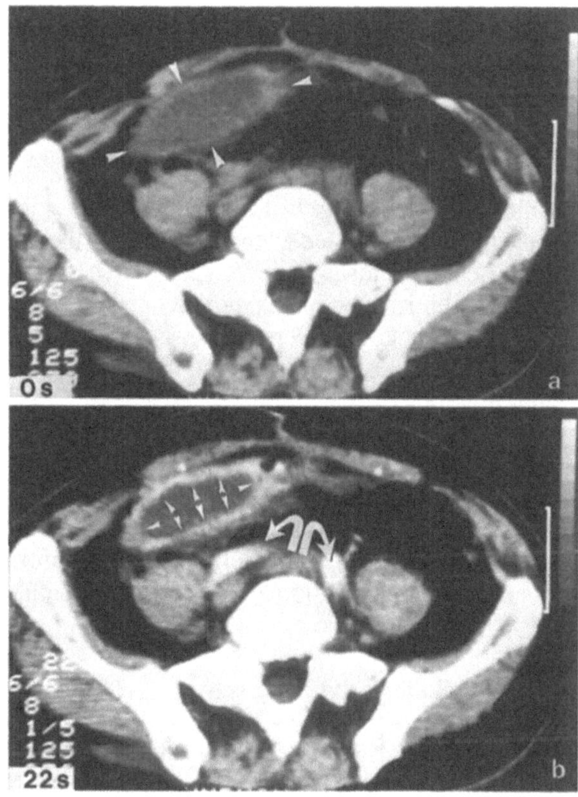

Abb. 62. a Abszeß im rechten Unterbauch bei Zustand nach OP eines abdominellen Non-Hodgkin-Lymphoms (H.K., männl., 57 Jahre). 8 · 4 cm große hypodense Raumforderung im rechten Unterbauch unterhalb der Bauchdecken. **b** Nach KM-Gabe zeigt sich in der Peripherie ein hyperdenser Saum, der der Abszeßkapsel entspricht. Deutliche Markierung der beiden Iliakal-arterien *(Pfeile)*

6.11 Beckenprozesse

6.11.1 Prostata- und Blasentumoren

Bei der Diagnostik der Prostata ist durch die intravenöse KM-Bolusgabe keine
Verbesserung der Diagnostik zu erwarten. Eine Unterscheidung zwischen Prostatakarzinom und Prostataadenom ist aufgrund des KM-Anreicherungsverhal-
tens nicht möglich. Durch die I.-v.-KM-Bolusgabe kann jedoch eine bessere
Abgrenzung einer Abszedierung oder einer Phlegmone durch Markierung eines
hyperämischen Randsaumes erfolgen. Durch die Anwendung der Serien-CT bei
Blasentumoren ist kein artdiagnostischer Hinweis möglich. Differentialdiagnostische Schwierigkeiten bereiten insbesondere Tumoren der Nachbarorgane
(Prostata, Uterus) mit Infiltration der Harnblasenwand. Im Einzelfall kann die
Bestimmung des Primärtumors erhebliche Schwierigkeiten bereiten; die dynamische CT bietet jedoch keine Abhilfe, da Tumoren im kleinen Becken keine
signifikante Dichteänderung aufweisen, die zu einer Artdiagnose führen kann.
Bei intrapelvinen, retroperitoneal gelegenen Tumoren ohne Organzusammen-
hang ist durch die intravenöse KM-Applikation keine Aussage zur Dignität und
Artdiagnose möglich. Es ergeben sich jedoch Informationen zur Tumorausdehnung sowie zur Lokalisation zu benachbarten Gefäßen.

6.11.2 Gynäkologische Tumoren

Der sehr gut durchblutete Uterus zeigt im dynamischen CT einen deutlichen
Dichteanstieg (Abb. 63). Endometriumkarzinome lassen sich nur im ausgedehnten Stadium im Nativscan als hypodense Zone im Uteruskavum abgrenzen.
Endometriumkarzinome im frühen Stadium sind nur nach intravenöser KM-
Gabe nachweisbar. Sie stellen sich dann als minderdichte Zone gegenüber der
kräftig kontrastierten Uteruswand dar; es kann so das Ausmaß der Infiltration
des Myometriums dargestellt werden. Ein von Blutkoageln ausgefülltes Uteruskavum oder eine Pyometra lassen sich in die Zeit-Dichte-Kurve aufgrund der
fehlenden Kontrastanhebung von einem Endometriumkarzinom, das einen
Dichteanstieg von über 10 HE nach intravenöser KM-Gabe aufweist, abgrenzen.

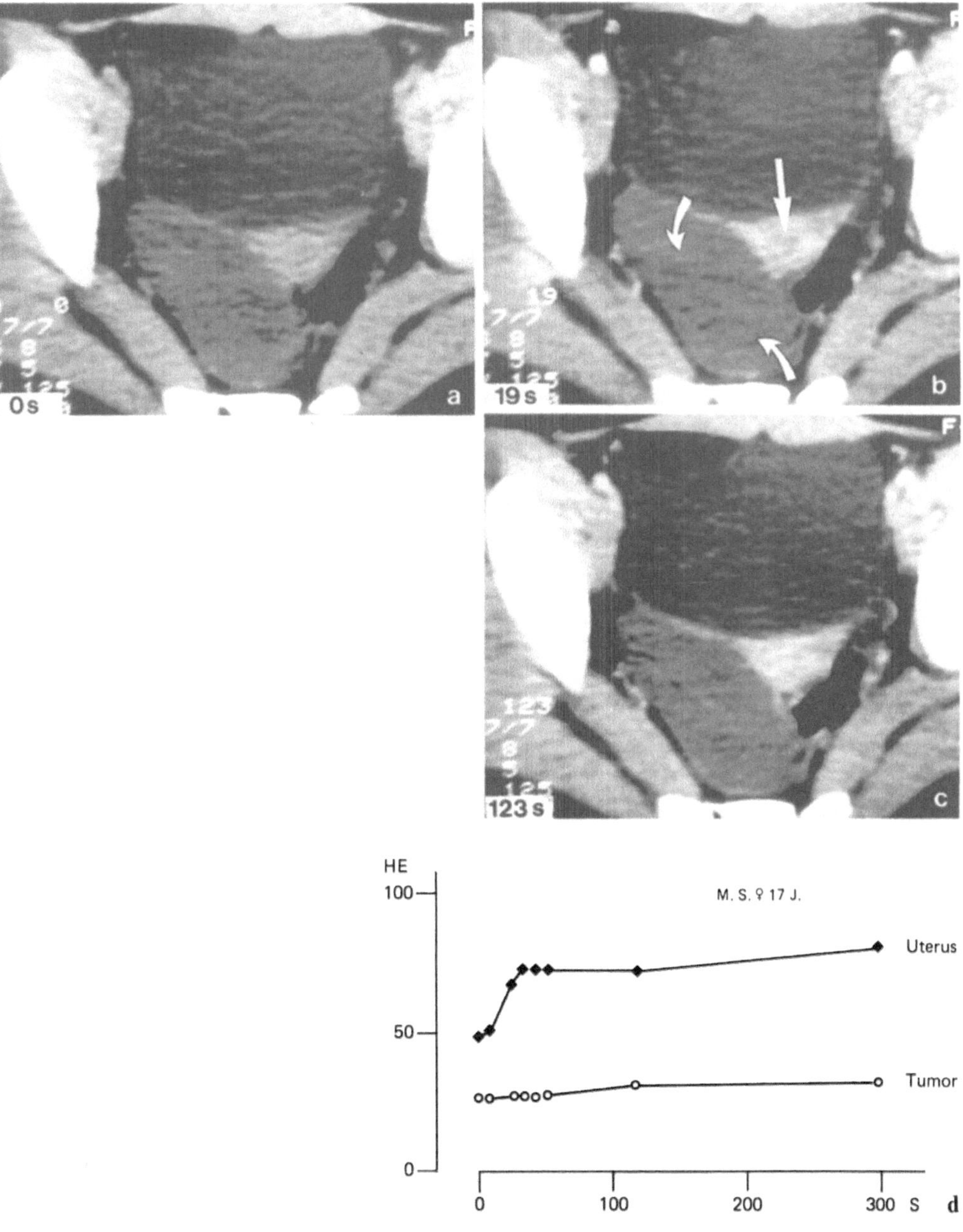

Abb. 63a–d. Neurofibrom im Becken (M.S., weibl., 17 Jahre). 8 · 4 · 7 cm großer ovalärer präsakral gelegener, gut abgrenzbarer Tumor in der rechten Beckenhälfte. Der Tumor ist weitgehend homogen (HE 25 HE), geringgradig allmähliche Dichtezunahme erst nach 1 min *(gebogene Pfeile)*. Aufgrund der starken Durchblutung rasche persistierende Dichtezunahme im Uterus *(Pfeil)*

Ein Uterus myomatosus läßt sich nach intravenöser KM-Bolusgabe von einem weichteildichten, raumfordernden tumorösen Prozeß im Becken differenzieren, auch wenn die charakteristischen Myomerweichungen oder Verkalkungen fehlen. Die Myome grenzen sich als kräftig KM-anreichernde knotige Strukturen ab (Abb. 64).

Beim Zervixkarzinom gelingt keine bessere Tumorabgrenzung nach intravenöser KM-Bolusgabe, da die diffuse Infiltration der Plattenepithelkarzinome im CT nicht zu erfassen ist, wenn kein organüberschreitendes Wachstum vorliegt. Bei Ovarialtumoren finden sich solide, gut vaskularisierte Tumorareale nicht nur bei malignen, sondern auch bei benignen Tumoren. Insbesondere seröse papilläre Zystadenome können hypervaskularisierte Tumorareale aufweisen.

6.11.3 Wertung

Die Anwendung der dynamischen CT bei Tumoren der pelvinen Organe liefert außer in der Gynäkologie keine wesentliche Information. Die KM-Infusion ist in dieser Region vorzuziehen, da hierdurch ein ausreichender KM-Zustrom über alle Beckenschichtebenen mit Kontrastierung der großen Beckengefäße sowie der Ureteren gewährleistet ist.

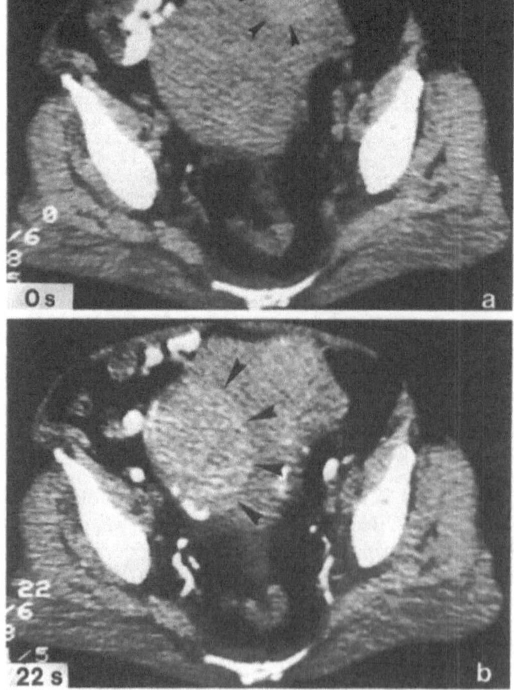

Abb. 64a, b. Uterus myomatosus. **a** Im Präkontrastscan kommt in dem vergrößerten Uterus an der Vorderkontur ein primär hyperdenses Myom *(Pfeile)* zur Darstellung. **b** Nach KM-Bolusinjektion kann man ein zweites großes intramurales Myom *(Pfeile)* abgrenzen

6.12 Weichteilprozesse

Die CT dient zur Bestimmung der Lokalisation und Ausdehnung eines Weichteil-
tumors; eine spezifische Diagnose ist z. B. beim Lipom möglich. Schwierigkeiten
treten jedoch bei isodensen Tumoren auf. Durch KM-Bolusgabe gelingt eine
Darstellung der intra- und intermuskulären Ausdehnung sowie der lokalen
Infiltration mit Beziehung zu den großen Gefäßen.

Durch den Vaskularisationsgrad läßt sich die Differentialdiagnose bei
Weichteiltumoren einengen: einen kräftigen Kontrastanstieg nach KM-Bolusgabe weisen z. B. Hämangiome und Angiosarkome auf.

Schnell wachsende Malignome mit Nekrose, Ödem und Einblutung können
ein kräftiges peripheres Enhancement zeigen. Die Abgrenzung gegenüber einem
in Organisation befindlichen Hämatom oder einer Abszedierung ist häufig in
diesem Falle weder durch das morphologische Erscheinungsbild noch durch die
Dichteänderung nach KM-Gabe möglich.

Bei gut abgegrenzten malignen Tumoren vom inflammatorischen Typ mit
großer Tumornekrose kann im CT eine Abszedierung vorgetäuscht werden.

6.13 Gehirnschädel

Schon in den ersten Arbeiten über die klinische Anwendung der kranialen CT
wurde berichtet, daß ein Meningeom ca. 2 h nach Karotisangiographie besonders
gut im Computertomogramm zu sehen ist. Die KM-Anwendung ist seitdem in der
kranialen CT nicht mehr wegzudenken. Gegenüber den anderen Körperregionen
gibt es im Gehirn jedoch bei der KM-Verteilung eine Besonderheit: normalerweise tritt im Bereich des Gehirns kein KM aus dem intravasalen in den
extravasalen Raum über. Als Ursache werden multiple Mechanismen angenommen, deren Summe Blut-Hirn-Schranke genannt wird:

1. Schranke für Makromoleküle in den Gehirnkapillaren und im Endothel des
   Plexus chorioideus
2. Biologische Zellmembranen
3. Selektive Ionenregulationsmechanismen
4. Transportmechanismen im Kapillarendothel
5. Selektive Resorptionsmechanismen durch den Plexus chorioideus für gewisse
   Ionen und organische Säuren

Theoretisch ist aber auch im normalen Hirngewebe aufgrund der Hyperos-
molarität des KM ein Jodübertritt in den Extravasalraum möglich.

Auch bei Gabe von sehr hohen KM-Dosen kommt es durch eine Störung der
Autoregulation, Veränderungen der Viskosität und des Hämatokrits zu einem
vermehrten Übertritt des KM in den extravasalen Raum. Bei Erkrankungen des
Hirngewebes ist die Blut-Hirn-Schranken-Funktion gestört, so daß es nach KM-
Gabe zu einem KM-Austritt in den Extravasalraum kommt.

6.13.1 Normale regionale Hirnzirkulation

Der KM-Transit verläuft in 4 typischen Phasen:
1. Die langsame Wash-in-Phase (5.–10. s p.i. mit 20- bis 30%igem Dichteanstieg)
2. Schnelle Wash-in-Phase (10.–19. s p.i. mit 65- bis 70%igem Dichteanstieg)
3. Die schnelle Wash-out-Phase (19.–25. s p.i. mit 60- bis 70%iger Dichteabnahme)
4. Langsame Wash-out-Phase ab der 25. s mit einer Dichteabnahme von 30–40%

Verwendet werden in der kranialen CT dieselben KM wie bei der abdominellen CT.

6.13.2 Gefäßdarstellung

Hirngefäße und Gefäßmißbildungen (Abb. 65) werden in der dynamischen CT bei einer geringeren Joddosis besser als bei einer KM-Infusion dargestellt. Kleinste Gefäße können zwar weiterhin nur angiographisch differenziert werden, jedoch gelingt eine hervorragende Darstellung der A. carotis interna, des basalen arteriellen Gefäßkranzes, der A. basilaris, der A. cerebri media und der A. cerebri anterior mit ihren Hauptästen. Gute Darstellung auch der großen Venen und der venösen Sinus.

Eine große klinische Bedeutung besitzt die dynamische CT bei der Unterscheidung eines Aneurysmas von einem Tumor. Insbesondere können ophthalmische Aneurysmen des Circulus arteriosus Willisii das Bild eines Hypophysenadenoms vortäuschen. Aneurysmen füllen sich gewöhnlich zur selben Zeit und mit der nahezu gleichen Dichte wie die A. carotis interna; hypervaskularisierte Tumoren besitzen dagegen einen hohen, jedoch verzögerten Kontrastgipfel.

Abb. 65. a KM-Passage bei einem Patienten mit links parietookzipital gelegener Gefäßmißbildung. ▶
Die *Region 5* bezeichnet das perifokale Hirngewebe, die *Region 4* das Zentrum der arteriovenösen Mißbildung. Auf der Gegenseite ist eine Perfusionsanalyse der grauen und weißen Substanz (*weiß:* Region 6, *grau:* Region 7) repräsentiert. Soweit einsehbar, liegt der Perfusionsunterschied zwischen grauer und weißer Substanz im Bereich der gesunden rechten Hemisphäre bei 1:3 (weißer zu grauer Substanz) und entspricht somit den bekannten physiologischen Werten der Hirndurchblutung in grauer und weißer Substanz. Linksseitig zeigt die Passage des KM um die 15 s einen deutlichen Dichteanstieg im Angiombereich, der weit über der Perfusion des normalen Hirngewebes liegt. **b** Darstellung der Situation in der Hirngefäßmißbildung und im perifokalen Gewebe. Die deutliche Reduktion der Hirndurchblutung im perifokalen Gewebe wird als Steal-Effekt angesehen; im Zentrum der Malformation ausgeprägte Hyperperfusion bei erhöhtem regionalem zerebralem Blutvolumen; nach 5 min *(Meßpunkt 6)* fällt die Dichte im Angiom selbst nicht auf den normalen Wert ab, sondern bleibt leicht erhöht. Der Befund spricht für eine zusätzliche pathologische Extravasation mit Übertritt von KM aus dem Intravasalraum in den Extravasalraum

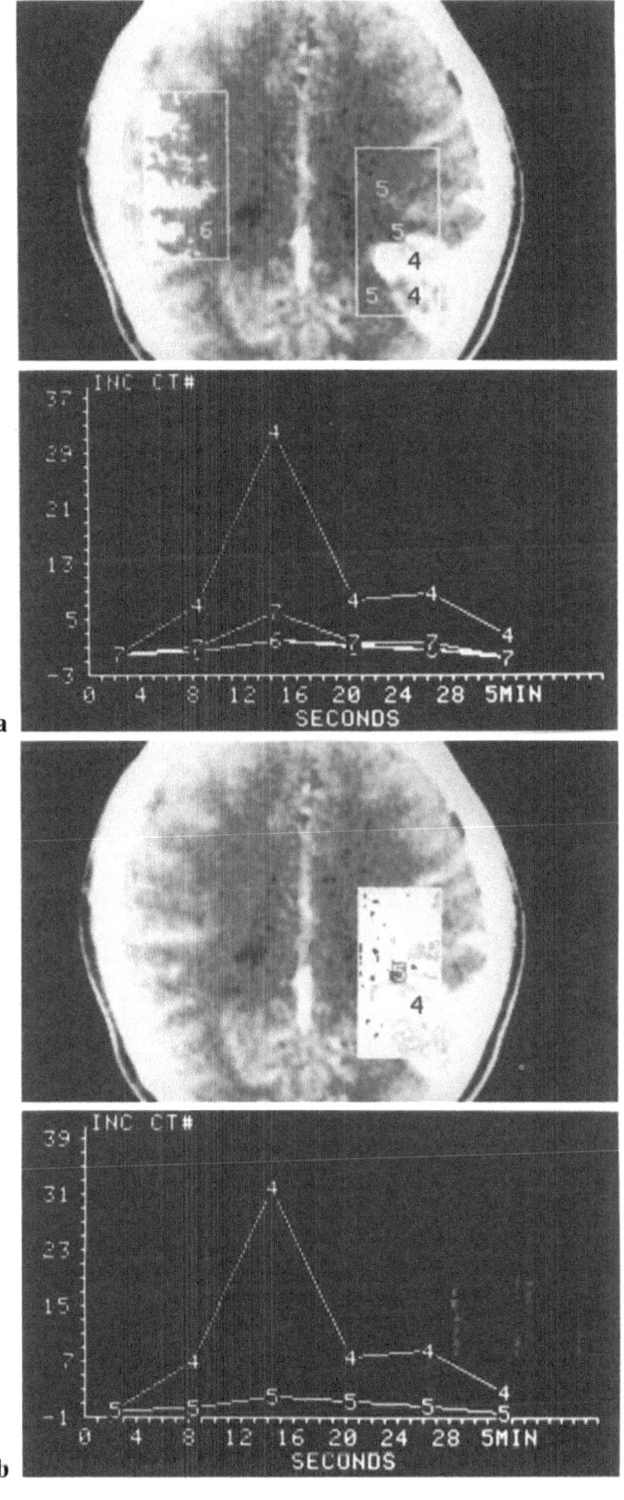

6.13.3 Gefäßstenose und Infarkt

Durch den Einsatz der dynamischen CT ist es möglich, eine funktionelle Aussage
über die Relevanz einer extrakraniellen Stenose der A. carotis interna zu machen
und den Erfolg einer Bypassoperation zu dokumentieren. Es wird hierzu am
besten eine Schicht in der Ebene der Stammganglien und sylvischen Fissur
gewählt. Die Strukturen der Basalganglien sind relativ artefaktfrei darstellbar
und besitzen anatomisch gut definierte Zonen grauer und weißer Substanz. Die
kaliberkräftigen Äste der A. cerebri media liegen nahezu parallel der Schichtebene in der sylvischen Fissur. Durch Bestimmung der mittleren Transitzeit und
der korrigierten mittleren Transitzeit ist es möglich, bei Patienten mit einer
Karotisstenose zu erkennen, ob die Gewebsperfusion eingeschränkt oder durch
ausreichende kollaterale Zirkulation intakt ist. Zuverlässige Aussagen sind
jedoch nur möglich bei Patienten mit intakter Blut-Hirn-Schranke.

Beim Infarkt besteht je nach Stadium eine Hypo- oder Hyperperfusion
(Abb. 66) mit oder ohne Schädigung der Blut-Hirn-Schranke. Infarkte neigen
jedoch zu einer extravaskulären Jodakkumulation, so daß eine Infarktzone
gegenüber einem Tumorödem abgegrenzt werden kann. Eine Hyperperfusion
wird von einigen Autoren als prognostisch günstiges Zeichen angesehen. Die
KM-Gabe bei einem Infarkt ist jedoch umstritten, da eine starke KM-Anreicherung in den Randgebieten des Infarktes noch eine zusätzliche Schädigung
hervorrufen kann.

Abb. 66 a, b. Hirninfarkt im Bereich der Capsula interna und der vorderen Stammganglien linksseitig ▶
(Pfeil). **a** Einzelne Stadien der Perfusionsstudie mit visuellem Dichteanstieg im Bereich der großen
Gefäße. **b** Die Analyse der Zeit-Dichte-Kurven im Infarktbereich *(Region 0)* und im perifokalen
Bereich *(1)* zeigt einen deutlicheren Dichteanstieg im Bereich des Infarktzentrums im Vergleich zum
Infarktrandbreich auf. Nach 5 min fällt die Zeit-Dichte-Kurve im Infarktzentrum nicht auf den
normalen Wert ab. Insgesamt spricht das Zeit-Dichte-Verhalten im Falle dieses Hirninfarktes für das
Vorliegen eines hyperperfundierten Infarktes mit Blut-Hirn-Schranken-Störung (Extravasation nach
5 min, letzter Meßpunkt)

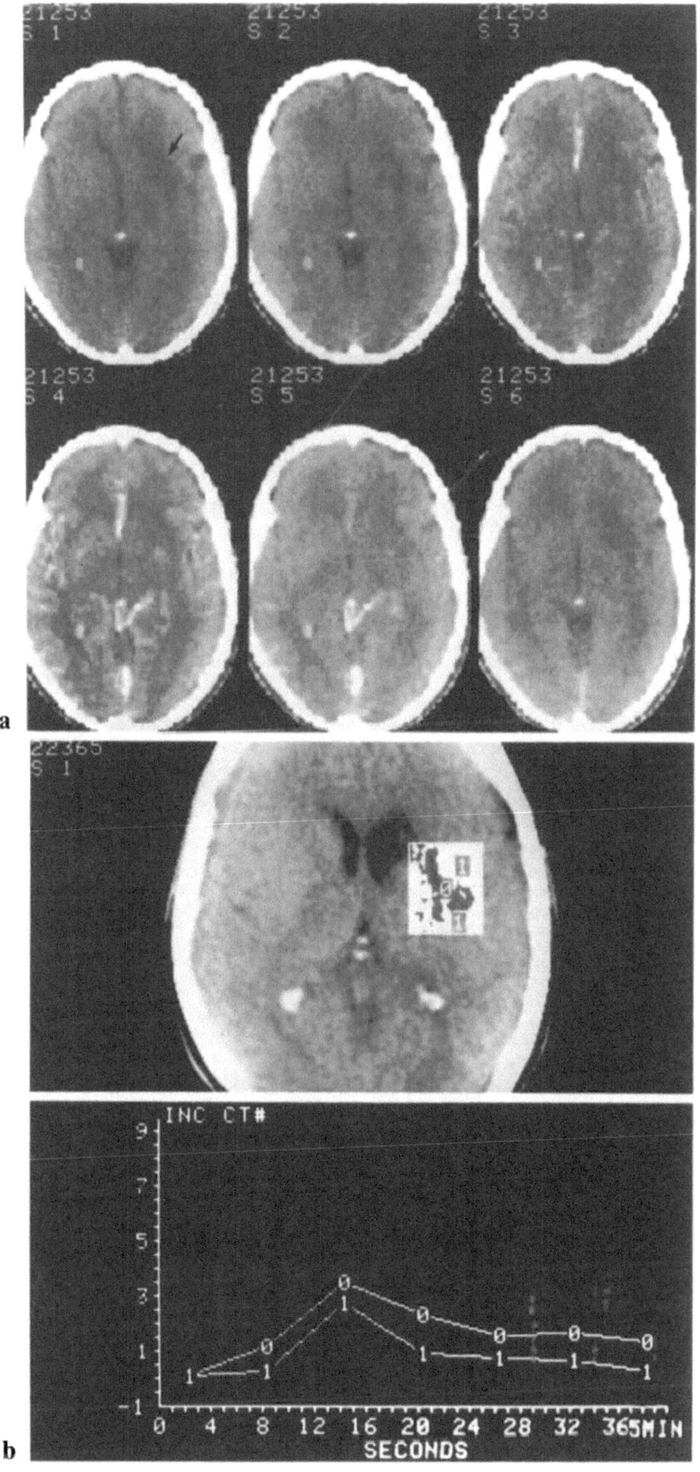

21253
S 1
21253
S 2
21253
S 3
21253
S 4
21253
S 5
21253
S 6
22365
S 1
INC CT#
9
7
5
3
1
-1
0   4   8   12   16   20   24   28   32   36
SECONDS
5MIN
a
b

6.13.4 Tumorödem und Tumoren

Die Dichtewerte von Ödem und Infarkt können im Nativscan ähnlich sein. Im Ödem besteht eine Hypoperfusion und nur eine geringe Extravasation von Kontrastmittel. Die Unterscheidung von Ödem und Infarkt ist v. a. in der Washout-Phase möglich, die beim Infarkt durch die stärkere Extravasation von KM stark erhöht ist. Die Hyperperfusion bei soliden Tumoren erfolgt nicht nur durch Vasodilatation, sondern auch durch Hypervaskularisation. In den Zeit-Dichte-Kurven kann bei Tumoren eine vaskuläre und durch Schädigung der Blut-Hirn-Schranke eine extravaskuläre Komponente unterschieden werden (Abb. 67).

Studien zur KM-Kinetik zerebraler Tumoren kommen zum Ergebnis, daß im Mittel verschiedene Tumorarten KM unterschiedlich stark anreichern, die große Streuung der Werte jedoch eine sichere Artdiagnostik teilweise erschwert (Lange et al. 1979). Diese Ergebnisse beruhen auf konventionellen CT-Studien, wo

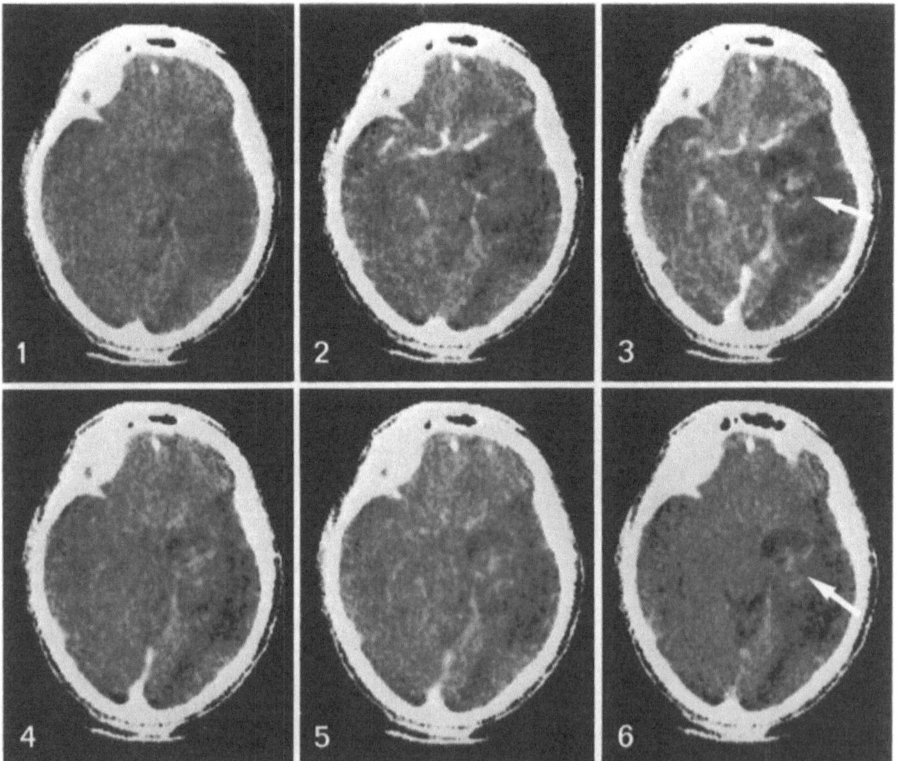

Abb. 67. Ausgedehntes Glioblastom rechts temporoparietal. **1** Kontrastmittelfreies Bild, **2** deutliche Dichteanhebung im Bereich der großen Gefäße des Circulus Willisii (Aa.c. anteriores und mediae sowie posteriores), **3** hypervaskularisierte Zone im Zentrum des Tumors *(Pfeil)* deren Dichte in **4, 5** abnimmt, um in **6** (nach 5 min) eine Extravasation *(Pfeil)* im Sinne einer gestörten Blut-Hirn-Schranke aufzuweisen. Man erkennt bei diesem Fall die Beziehungen mehr oder weniger stark vaskularisierter Tumoranteile zum Umgebungsgewebe und die Beziehung der großen Hirngefäße zum Tumor selbst

einige Minuten nach I.-v.-KM-Applikation CT-Aufnahmen angefertigt wurden. Die dynamische CT in der 1. min erfaßt lediglich den Vaskularisationsgrad eines Tumors; bei den meisten zerebralen Tumoren wird die Kontrastanhebung aber zusätzlich durch den Austritt des Kontrastmittels in das Tumorinterstitium hervorgerufen, so daß im zerebralen Bereich meist auf eine dynamische CT zur Differentialdiagnose verzichtet und eine konventionelle CT nach KM-Gabe als ausreichend angesehen wird.

6.13.5 Zysten

Zystische Läsionen können eine Hypoperfusion durch geringe Bindegewebsstränge und kleine intrazystische Blutgefäße sowie eine geringe Extravasation von KM zeigen.

6.13.6 Blutvolumen und Hirndurchblutung

Mit Hilfe der CT ist unter Verwendung von KM auch die Bestimmung des regionalen Blutvolumens möglich. Dies ergibt sich aus der Differenz der Absorptionswerte vor und nach KM-Gabe, der externen Messung der KM-Konzentration im Blut und der Bestimmung des Hämatokrits. Auch aus der korrigierten Transitzeit der ersten KM-Passage kann die Hirndurchblutung berechnet werden, wenn das zeitliche Auflösungsvermögen des CT-Gerätes unter 1 s liegt. Die Bestimmungen sind jedoch problematisch und liefern nur bei intakter Blut-Hirn-Schranke anderen Methoden vergleichbare Ergebnisse. Bei Störungen der Blut-Hirn-Schranke sind die Ergebnisse nicht verwendbar.

6.13.7 Wertung

Dynamische Untersuchungen in der kranialen CT haben nicht den Stellenwert wie in den übrigen Körperregionen, da im Hirnbereich andere Methoden, z.B. Szintigraphie, eine höhere zeitliche Auflösung besitzen. Im übrigen ist eine Abgrenzung von pathologischen Läsionen und artdiagnostische Hinweise meist durch die konventionelle CT nach I.-v.-Gabe von etwa 300 mg Jod/kg KG möglich. Bei besonderer Fragestellung, z.B. zum Ausschluß multipler, auch kleinster Hirnmetastasen vor Planung eines neurochirurgischen Eingriffs bei einer bekannten Metastase, kann eine KM-Untersuchung mit einer hohen Dosis bis zu 80 g Jod erfolgen.

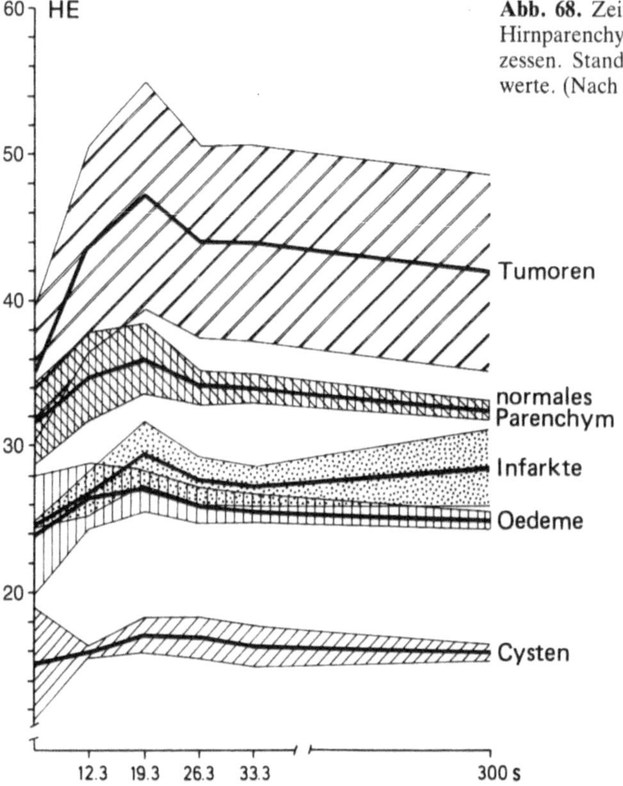

Abb. 68. Zeit-Dichte-Kurven im normalen Hirnparenchym und pathologischen Prozessen. Standardabweichungen und Mittelwerte. (Nach Traupe et al. 1980)

Die derzeitigen Möglichkeiten der dynamischen kranialen CT lassen sich nach Traupe et al. (1980) wie folgt zusammenfassen (Abb. 68):

1. Unterscheidung zwischen Hyperperfusion und Extravasation durch unterschiedliches Zeit-Dichte-Verhalten in den ersten 5 min.
2. Ödem und zystische Läsionen zeigen eine Hypoperfusion und geringe Extravasation und können somit gegenüber Infarkten abgegrenzt werden.
3. Bei Infarkten besteht je nach Stadium eine Hypo- und Hyperperfusion mit oder ohne Blut-Hirn-Schranken-Störung. Alleinige Hyperperfusion gilt als prognostisch günstiges Zeichen.
4. Differenzierung zwischen intra- und extravaskulärem Kontrastverhalten bei Tumoren.
5. Hirngefäße und kleine zerebrale Läsionen werden unter Verwendung einer niedrigeren Jodkonzentration besser dargestellt.
6. Bestimmung von Blutvolumen und Hirndurchblutung, jedoch problematisch bei Störung der Blut-Hirn-Schranke.
7. Aussage über die funktionelle Auswirkung einer extrakraniellen Verschlußkrankheit der A. carotis und/oder A. vertebralis; Überprüfung der Wirksamkeit einer Bypassoperation.
8. Abgrenzung eines Aneurysmas von einem stark KM-anreichernden Tumor aufgrund des unterschiedlichen Zeit-Dichte-Verhaltens.

6.14 Orbita

Die Absorptionsdifferenzen zwischen dem orbitalen Fett und den angrenzenden intraorbitalen Strukturen sind im Vergleich zu den Dichtedifferenzen in den übrigen Körperregionen beträchtlich. Die normale Orbita stellt bereits einen idealen Hintergrund für den CT-Nachweis von raumfordernden Prozessen dar; zwar wird durch eine intravenöse KM-Gabe die Schwächungsdifferenz zwischen orbitalem Fettgewebe und den orbitalen Muskel-, Gefäß- und Nervenstrukturen vergrößert, doch die Dichteanhebung ist, gemessen an den normalen Dichteunterschieden, verhältnismäßig gering. Aus diesem Grund gibt es nur wenige klinische Indikationen für eine KM-Anwengung in der Orbita.

6.14.1 Normales Kontrastmittelverhalten

Nach intravenöser Gabe von 150 ml eines trijodierten 60%igen Kontrastmittels über einen Zeitraum von 3–4 min zeigt sich eine signifikante KM-Anreicherung in der Bulbuswand (Dichteänderung 15 + 4 HE) und dem N. opticus (11 ∓ 3 HE). Die Augenmuskeln zeigen einen deutlichen Dichteanstieg um durchschnittlich 41 HE (Watanabe et al. 1981).

Sie unterscheiden sich damit von der Skelettmuskulatur anderer Körperpartien. Der M. temporalis z. B. weist nur eine maximale Dichteanhebung um 20 HE auf. Dies ist durch den unterschiedlichen histologischen Aufbau und die Stoffwechselaktivität der Augenmuskeln erklärbar.

Bei der dynamischen CT kann es zu Meßwertverfälschungen aufgrund des kleinen Meßvolumens der orbitalen Strukturen sowie durch Bulbusbewegungen kommen.

Nach der intravenösen Bolusinjektion von 50 ml KM kommt es zu einer Dichteanhebung in der Bulbuswand um ca. 8 HE.

6.14.2 Pathologische Veränderungen

Das maligne Melanom der Aderhaut ist mit einem mittleren Absorptionswert von 64,6 HE ein bereits hyperdenser Tumor. Nach KM-Bolusinjektion zeigt sich eine Kontrastanhebung auf 72–115 HE, so daß es zu einer durchschnittlichen Dichteanhebung um 17,2 HE kommt (Heller et al. 1982) (Abb. 69).

Aderhautmetastasen und entzündliche Pseudotumoren zeigen dagegen keine entsprechende Dichteänderung.

Nach I.-v.-KM-Bolusgabe zeigen Optikusgliome im Gegensatz zu Optikusscheidenmeningiomen eine weniger ausgeprägte Dichteänderung.

Eine I.-v.-KM-Gabe ist auch bei Verdacht auf eine Carotis-Sinus-Cavernosus-Fistel indiziert, da diese häufig erst durch die Kontrastanhebung nachweisbar ist.

6.14.3 Wertung

Bei Einsatz eines hochauflösenden CT-Gerätes mit dünnen Schichten (mindestens 5 mm) kann meist auf eine I.-v.-KM-Bolusgabe verzichtet werden, da keine wesentlichen Zusatzinformationen gewonnen werden.

Eine Ausnahme besteht bei Verdacht auf ein malignes Melanom der Aderhaut, wenn ophthalmologisch bei einer Glaskörperblutung keine ausreichende Differenzierung möglich ist.

6.15 Gesichtsschädel und Zervikalregion

Die Diagnostik von Läsionen im Gesichtsschädelbereich hat durch die Einführung der Ganzkörper-CT eine wesentliche Bereicherung erfahren. Die CT des Gesichtsschädels ermöglicht einen ausgezeichneten Einblick in diese anatomisch komplexe Region. Neben den lufthaltigen paranasalen und weichteildichten Räumen, wie Retromaxillar- und Parapharyngealraum, werden die knöchernen Strukturen des Gesichtsschädels und der Schädelbasis sowie Orbita und das Neurokranium dargestellt. Die Symmetrie des Gesichtsschädels bietet neben der Darstellbarkeit aller anatomischen Strukturen die Voraussetzung, auch kleine pathologische Prozesse horizontal und frontal computertomographisch aufzudecken. Die typischen Ausbreitungswege von Nasen-, Kieferhöhlen-, Siebbeinzellen- und retromaxillären Tumoren in die knöchernen, weichteildichten und lufthaltigen Räume mit möglicher Infiltration der Orbita, Schädelbasis und evtl. auch intrakraniell, sind direkt erfaßbar. Die CT bietet somit die Voraussetzung für eine exakte Stadieneinteilung und eine optimale Therapieplanung.

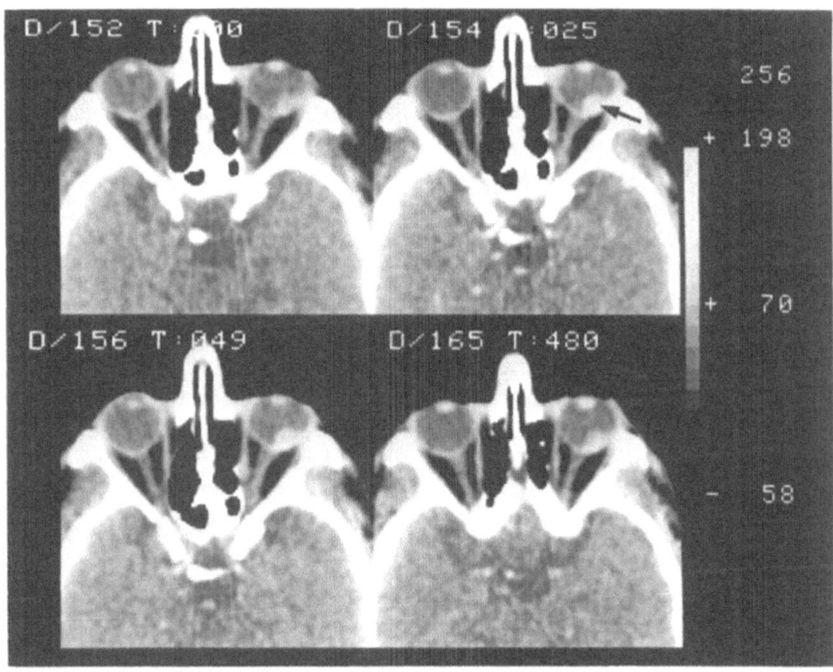

Abb. 69. Chorioidales Melanom nahe der rechten Makula. Serien-CT 0, 25, 49, 480 s p. i. Maximale Kontrastanhebung zum Zeitpunkt 25 s p. i. *(Pfeil).* (Aus Heller et al. 1982)

6.15.1 Gefäßdarstellung

In kaum einer anderen Region sind so viele verschiedenartige arterielle und
venöse Gefäße so komplex beieinandergelagert wie im Gesichtsschädel. Um die
kleinsten Gefäße zu analysieren und darzustellen, ist weiterhin die Angiographie
notwendig. Die Hauptgefäße des Gesichtsschädels und der Zervikalregion,
A. carotis interna und externa sowie V. jugularis, lassen sich eindeutig darstellen,
wobei die A. carotis interna ventromedial von der V. jugularis im Spatium
craniovertebrale lokalisiert ist. Eine Kompression der A. carotis interna und ein
Verschluß der V. jugularis durch einen retromaxillären Tumor ist nach KM-
Injektion eindeutig nachweisbar (Abb. 70). Als weitere Gefäßstrukturen können
die von der A. carotis externa abgehenden Aa. maxillaris et facialis und die
korrespondierenden Venen sichtbar gemacht werden. Unter KM-Infusion und
Bolusinjektion zeigt sich eine saumförmige Hypervaskularisation der Mund- und
Rachenschleimhaut.

Abb. 70a–d. Tumor (undifferenziertes Karzinom) im Retromaxillar- und Parapharyngealraum links ▶
(J. D., männl., 55 Jahre). **a** Horizontalschnitt durch den Nasopharynx, Kieferhöhlen, Cavum nasi und
Retromaxillarraum. **b** In typischer Lage pharyngeal und paravertebral im Spatium craniovertebrale
nach KM-Injektion Darstellung der A. carotis interna (↙) und der dahinterliegenden V. jugularis
(↖) interna. Die linke V. jugularis interna ist aufgrund der Tumorkompression nicht darstellbar. Die
linke A. carotis interna ist nach lateral verschoben und ist frontal des Processus styloideus gelegen
(↘). **c** Zeit-Dichte-Diagramm. **d** Kontrolle ca. 4 Wochen nach Ende einer Bestrahlung mit 5000 rad.
Erheblich gesteigerte Dichte im Muskel gegenüber CT vor Radiatio. Im Tumor fällt die Dichte in der
2. Phase kaum ab. Aufhebung des Konzentrationsgradienten zwischen intravasalem und interstitiel-
lem Raum

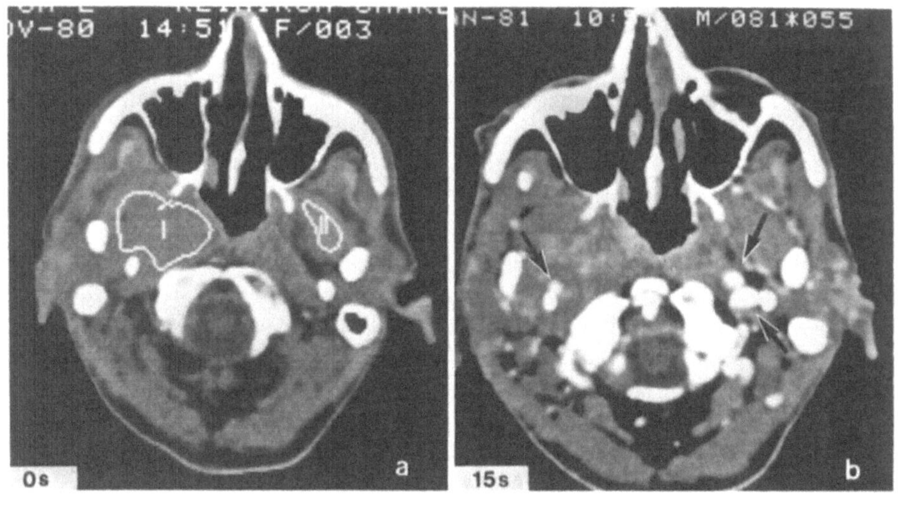

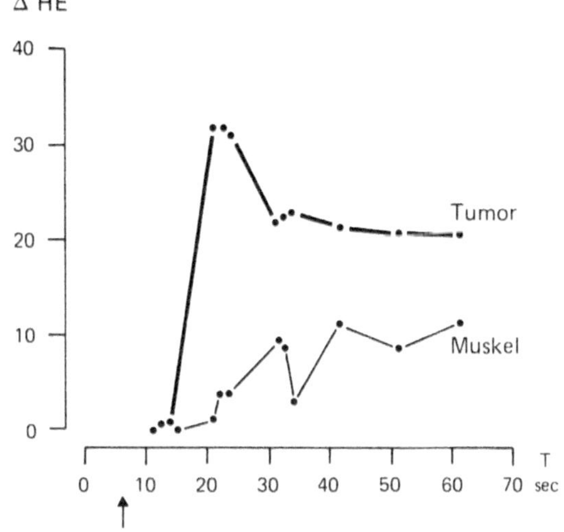

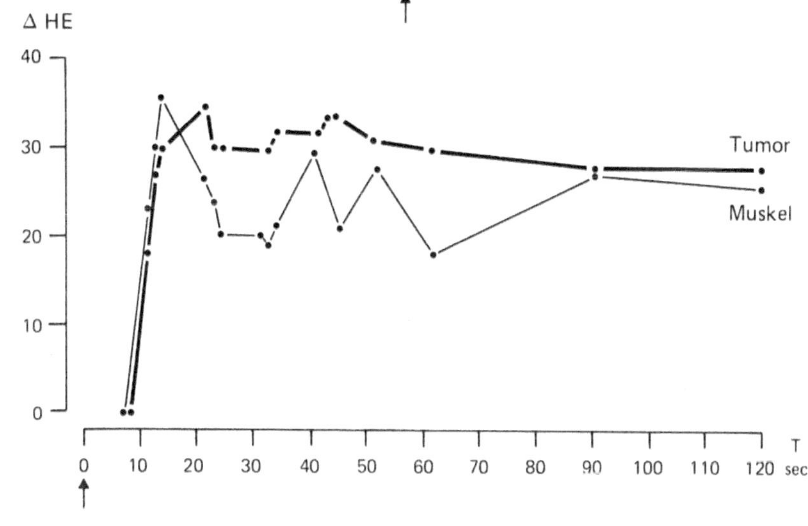

6.15.2 Tumoren

In den weichteildichten Arealen des Retromaxillarraumes wird ein Tumor durch das Auslöschen der muskelumgebenden, fetthaltigen Strukturen erkennbar; eine exakte Abgrenzung des Tumors in den Weichteilen ist jedoch vor KM-Gabe häufig nicht möglich. In einzelnen Fällen gelingt eine Demaskierung des Tumors im parapharyngealen oder retromaxillären Raum aufgrund eines hypervaskularisierten Randsaums nach KM-Gabe.

In Tabelle 4 sind die unter Anwendung der dynamischen CT untersuchten Gesichtsschädeltumoren und ihre maximale Dichteanhebung dargestellt. Bei allen untersuchten Gesichtsschädeltumoren liegt die maximale Kontrastverstärkung in der Phase der maximalen Durchblutung. Keine Dichteanhebung zeigen Mukozelen, die sich von der Stirnhöhle über die Siebbeinzellen bis in die Kieferhöhlen ausbreiten können. Eine geringere, annähernd der Gesichtsschädelmuskulatur entsprechende Dichteanhebung findet sich bei einem Lymphoblastom.

Ein juveniles Nasen-Rachen-Fibrom, differenzierte und undifferenzierte Karzinome in Retromaxillarraum und Kieferhöhle, teilweise mit Infiltration der Schädelbasis, haben in der Frühphase eine maximale Kontrastanhebung bis zu 30 HE. Nach einem raschen Dichteabfall unmittelbar nach der maximalen Kontrastverstärkung kommt es bis 180 s p. i. zu einer verlangsamten Abnahme der Dichte (Tabelle 4).

Karzinome und Angiofibrome zeigen in der arteriellen Phase einen raschen Dichteanstieg um ca. 30–50 HE (Tabelle 4). Danach kommt es zu einem raschen Dichteabfall um ca. 30 HE (Tabelle 4).

Eine nicht jodspeichernde Metastase eines Schilddrüsenkarzinoms in den Weichteilen des Oropharynx und der oberen Zervikalregion links zeigte eine erheblich gesteigerte Kontrastanhebung um ca. 80 HE in den ersten 25 s (Abb. 71). Danach kam es zu einem raschen Dichteabfall um ca. 25–30 HE in

Tabelle 4. Dichteänderung (Δ HE) nach I.-v.-KM-Injektion bei raumfordernden Prozessen im Gesichtsschädel (1 ml/kg KG, Flußrate 8 ml/s)

	Dichtezunahme in der Frühphase (10.–30. s) Δ HE	Dichteabnahme (40.–60. s) Δ HE
Glomustumor	> 100	> 50
Metastase Schilddrüsen-Ca	> 50	> 30
Angiofibrom		
Karzinome	30–50	> 15
Schmincke-Tumor		
Karzinom		
Zylindrom	20–30	> 10
Juveniles Nasen-Rachen-Fibrom		
Lymphoblastom	< 10	< 5
Mukozele	< 5	–

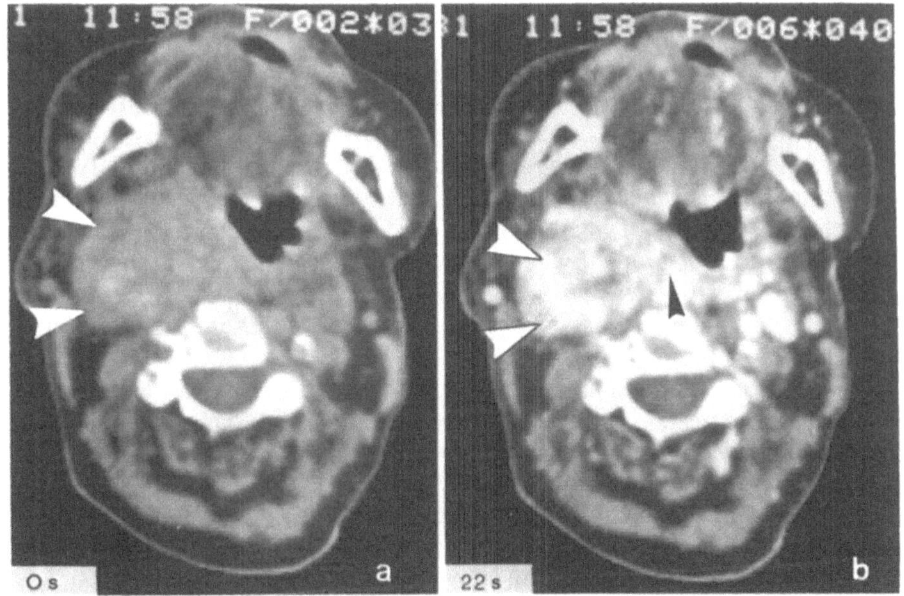

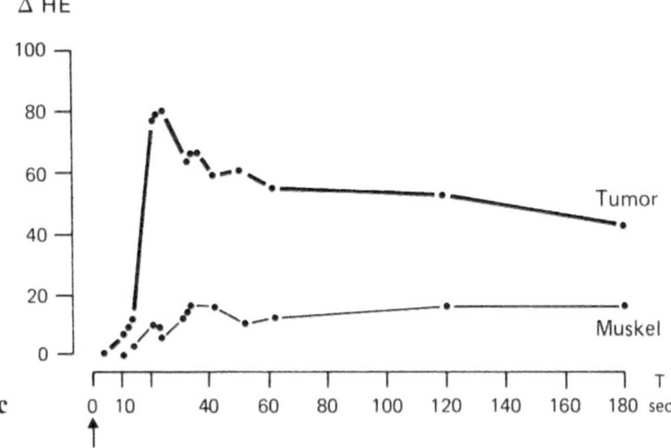

Abb. 71a–c. Metastase eines nicht jodspeichernden papillären, teilweise follikulären Schilddrüsenkarzinoms in Höhe des Oropharynx links. Serien-CT vor KM **(a)** und 22 s p.i. **(b)**. Massive Dichteanreicherung im Tumor, der den Pharynx von dorsal umgreift *(Pfeile)*. **c** Zeit-DichteDiagramm

den folgenden Sekunden, der dann deutlich verlangsamt war, so daß nach 3 min noch eine Dichtedifferenz von 40 HE gemessen wurde.

Eine massive Dichteanhebung über 100 Δ HE in der Frühphase fast in gleicher Höhe wie die A. carotis zeigten die von uns untersuchten Glomustumoren, die nur wenig später als die A. carotis ein massives Kontrastenhancement und einen fast ebenso raschen Abfall der Kontrastdichte wie die Gefäße innerhalb der ersten 60 s aufwiesen (Tabelle 4).

6.15.3 Wertung

Die Lokalisation einer Raumforderung im Bereich des Gesichtsschädels gelingt in der CT in der Regel auch ohne KM. Mit Hilfe der Serien-CT nach intravenöser KM-Bolusapplikation können die größeren Gefäße, ihre Lagebeziehung zum Tumor, eine mögliche Verdrängung oder Verschluß eines Gefäßes dargestellt sowie eine Aussage über den Vaskularisationsgrad und die interstitielle KM-Anreicherung in einem Tumor gemacht werden. Auf diese Weise gelingt eine Differenzierung von gering bzw. avaskulären, mäßig oder stark vaskularisierten Tumoren. Ein verzögerter Abstrom des KM nach der maximalen Kontrastanhebung in der Frühphase ist möglicherweise durch eine pathologische Diffusion in das Tumorinterstitium bedingt.

Die meisten Tumoren im Bereich des Gesichtsschädels zeigen jedoch einen maximalen Kontrastanstieg im Zeitraum der maximalen Durchblutung. Aus diesem Grunde ist auch im Gesichtsschädelbereich im wesentlichen die intravasale Kontrastverstärkung von Interesse.

In der Regel haben Glomustumoren, Angiofibrome und die Mehrzahl metastatischer Tumoren im Gesichtsschädel eine erheblich gesteigerte Vaskularisation. Aufgrund des Zeit-Dichte-Verhaltens ergeben sich für die anderen Tumoren keine sicheren artdiagnostischen Hinweise. In der Gesichtsschädel- und Zervikalregion bereitet es keine Schwierigkeiten, mit Hilfe einer Biopsie die Histologie zu gewinnen. Aus diesem Grunde besteht die Aufgabe der CT des Gesichtsschädels darin, die Größe und Ausdehnung des Tumors mit Strukturauslöschungen im Weichteilgewebe, knöchernen Destruktionen und Infiltration in den Parapharyngeal- und Paranasalraum zu beschreiben. Die Indikation zur computertomographischen Abklärung ergibt sich aus der Kenntnis über das Vorliegen eines Gesichtsschädeltumors. Die CT liefert somit ergänzende Informationen zur Therapieplanung und Operabilität. Die dynamische CT kann vor einer chirurgischen Intervention eine Aussage über den Vaskularisationsgrad eines Tumors machen. Stark durchblutete Prozesse können auf diese Weise auch ohne die invasive, häufig superselektive Angiographie nachgewiesen werden. Die Anwendung der dynamischen CT des Gesichtsschädels und der Halsregion führt somit zur Herabsetzung des invasiven diagnostischen und intraoperativen Risikos.

7 Zusammenfassung

Die Kontrastanhebung in den parenchymatösen Organen erreicht das Maximum während der ersten arteriovenösen Passage; die Höhe des Maximums in den Organen ist abhängig vom Durchblutungsgrad des jeweiligen Organs. Der wesentliche Anteil der Dichteerhöhung in den parenchymatösen Organen wird in der Frühphase durch die intravasale Kontrastanreicherung erreicht.

Systematische Studien unserer Arbeitsgruppe zeigen, daß zwischen ionischen und nichtionischen KM keine unterschiedliche, für die Praxis relevante Dichteanhebung sowohl während der ersten KM-Passage als auch während der späteren Verteilungsphase besteht. Die Unterschiede der physikochemischen Parameter der konventionellen KM sind zu gering, um bei gleicher Dosierung eine unterschiedliche Kontrastanhebung und ein unterschiedliches Zeit-Dichte-Verhalten zu zeigen, obwohl sich die KM sowohl in osmotischem Druck und Viskosität als auch im Molekulargewicht unterscheiden. Auch KM mit einem niedrigen osmotischen Druck ergeben in Gefäßen und parenchymatösen Organen keine signifikant unterschiedlichen Zeit-Dichte-Kurven, auch wenn ein annähernd isotones KM einen weniger starken Hämatokritabfall herbeiführt.

Eine Erhöhung des Kontrastes kann durch Vergrößerung der KM-Dosis erzielt werden, wobei eine annähernd lineare Beziehung zwischen maximalem Kontrastanstieg und Dosis besteht; dabei spielt es keine Rolle, ob die Dosis durch eine Vergrößerung des Volumens oder durch Verwendung eines höher konzentrierten KM gesteigert wird. Diese Abhängigkeit gilt gleichermaßen für Gefäße wie auch für die parenchymatösen Organe. Je größer aber das KM-Volumen, desto länger ist die Gipfelzeit.

Durch eine Erhöhung der Injektionsgeschwindigkeit wird ein früherer und höherer Kontrastgipfel in der Aorta erreicht. Injektionsgeschwindigkeiten über 8 ml/s führen zu keiner wesentlichen Erhöhung der maximalen Kontrastanhebung. Die Erhöhung des Kontrastes durch eine Geschwindigkeitserhöhung fällt jedoch gegenüber einer größeren KM-Dosis geringer aus; in den parenchymatösen Organen ist eine höhere Dichte bei größeren Injektionsgeschwindigkeiten kaum mehr feststellbar.

Darüber hinaus hat nach unseren Ergebnissen die Herzfrequenz einen Einfluß auf die Gipfelzeit in der Aorta, d. h. je höher die Herzfrequenz, desto früher liegt die Gipfelzeit. Neben dem applizierten KM-Volumen und der gewählten Injektionsgeschwindigkeit muß deshalb auch die Herzfrequenz bei der Abschätzung der zu erwartenden Gipfelzeit berücksichtigt werden. Trotz dieser nachgewiesenen Abhängigkeiten kann es zu individuellen, vorher nicht berechenbaren Abweichungen von der zu erwartenden Gipfelzeit kommen; auch die Höhe der maximalen Dichteanhebung in der Aorta kann aufgrund einer hohen Varianz physiologischer Parameter für einen Patienten individuell nicht exakt vorausgesagt werden.

Durch eine Erhöhung der Dichtedifferenz kann eine umschriebene Läsion in parenchymatösen Organen, z.B. Leber und Pankreas, besser abgegrenzt werden.

Ohne Einsatz der invasiven Angiographie kann der Vaskularisationsgrad eines Prozesses erfaßt werden. Daraus können sich Hinweise auf die Differentialdiagnose ergeben. Charakteristisch ist z.B. das Anreicherungsmuster beim kavernösen Hämangiom der Leber, so daß sich ein weiteres diagnostisches Vorgehen erübrigt.

Mit Hilfe von Zeit-Dichte-Messungen kann der Durchblutungsgrad von Organen und Geweben erfaßt werden. Eine Verringerung der Vaskularisation, die sich durch eine verminderte Kontrastanhebung zeigt, kann als Zeichen einer Funktionseinschränkung gewertet werden.

Die dynamische CT wird bei Einsatz moderner schneller Computertomographen einen festen Platz in der Diagnostik raumfordernder Prozesse einnehmen, und sie ist als nichtinvasives diagnostisches Verfahren die Methode der Wahl vor Anwendung anderer invasiver diagnostischer Verfahren.

Der Nachteil dieser Methode liegt darin, daß die dynamische CT lediglich in einer vorher ausgewählten Schicht durchgeführt wird und deshalb das KM-Verhalten in den übrigen Anteilen einer Läsion nicht erfaßt werden kann.

Als alternative Methode bietet sich die schnelle CT in mehreren Ebenen an, um die Kontrastanhebung im Parenchym und Gefäßen in verschiedenen Ebenen nachzuweisen; doch exakte Zeit-Dichte-Kurven sind mit dieser Methode nicht zu erstellen.

Literatur

Albert SA (1971) Blood volume and extracellular fluid volume. Thomas, Springfield

Ansell G (1970) Adverse reactions to contrast agents. Invest Radiol 5:374384

Araki T, Itai Y, Furui S, Tasaka A (1980) Dynamic CT densitometry of hepatic tumors. AJR 135:1037–1043

Ariyama J, Shirakabe H, Shimaguchi S, Autenrieht J (1980) Kritischer Vergleich der Untersuchungsmethoden bei der Frage nach einem Pankreaskarzinom. ROEFO 133/1:6–9

Axel L (1980) Cerebral blood flow determination by rapid-sequence computed tomography: theoretical analysis. Radiology 137:679–686

Axel L, Moss AA, Berninger W (1981) Dynamic computed tomography demonstration of hepatic arteriovenous fistula. J Comput Assist Tomogr 5/1:95–98

Baert AL (1981) Dynamic scanning of liver and pancreas. Dynamiv Body CT-Scanning in Europe. Tübingen 30.–31.10.1981, CT-Sonographie 2:96–107

Baert AL, Wilms G, Marchal G, Demayer P, Desomer F (1980) Contrast enhancement by bolus technique in the CT examination of the kidney. Radiologe 20:279–287

Baert AL, Usewils R, Wilms G, Marchal G, Ponette E (1981) Dynamic studies of the pancreas. In: Felix R, Katber E, Wegener OH (eds) Contrast media in comput. tomography. Excerpta Medica, Amsterdam

Barnett PH, Zerhouni EA, Waite RI, Siegelman SS (1980) Computed tomography in the diagnosis of cavernous hemangioma of the liver. AJR 134:439–447

Baron RL, Gutierrez FR, Sagel SS, Levitt RG, McKnight RC (1981) CT of anomalies of the mediastinal vessels. AJR 137:571–576

Berland LL, Lawson TL, Foley WD, Melrose B, Chintapalli K, Taylor A (1982) Comparison of pre- and postcontrast CT in hepatic masses. AJR 138:853–858

Berninger WH, Reddington RW, Doherty PW, Lipton MJ, Carlsson E (1979) Gated cardiac scanning: Canine studies. J Comput Assist Tomogr 3 (2):155–163

Berninger W, Redington R, Level W et al. (1981) Technical aspects and clinical applications of CT/X, a dynamic CT scanner. J Comput Assist Tomogr 5:206–215

Brady TJ, Goldmann MR, Pykett IL et al. (1982) Proton nuclear magnetic resonance imaging of regionally ischemic canine hearts: Effects of paramagnetic proton signal enhancement. Radiology 144:343–347

Brandfonbrener M, Langdowne M, Shuck NW (1955) Chances in cardiac output with age. Circulation 12:557–566

Brasch RU (1980) Allergic reactions to contrast media: Accumulated evidence. AJR 134:797–801

Breimann R, Castellino R, Harrell G, Marshall W, Glatstein E, Kaplan H (1978) CT-pathologic correlations in Hodgkin's disease and non-Hodgkin's lymphoma. Radiology 126:159–166

Breit A, Rohde U (1979) Computertomographie in der Gynäkologie. Med Klin 74:1881

Brody WR, Enzmann DR, Deutsch LS, Hall A, Pelc N (1981) Intravenous carotid arteriography using line-scanned digital radiography. Radiology 139:297–300

Brown WH, Pearce L (1923) Studies based on a malignant tumor of the rabbit. 1. The spontaneous tumor and associated abnormalitites. J Exp Med 37:601–630

Brundage BH, Lipton MJ, Herfkens RJ, Berninger WH, Redington RW, Chatterjee K, Carlsson E (1980) Detection of patent coronary bypass grafts by CT. Circulation 61/4:826–831

Buck J, Binder JP (1982) Nachweis des Insulinoms im Pankreas durch die Röntgen-Computertomographie. Radiologe 22:279–282

Buck J, Menck F, Both A, Seitz KM (1983) Informationswert der Röntgen-Computertomographie bei Vorhoftumoren des Herzens. ROEFO 1:36–41

Burgener FA, Hamlin DJ (1981) Contrast enhancement in abdominal CT: Bolus vs. infusion. AJR 137:351–358

Burgener FA, Violante MR (1979) Comparison of hepatic VX2-carcinomas after intraarterial, intraportal and intraparenchymal tumor cell injection. An angiographic and computed tomographic study in the rabbit. Invest Radiol 14:410–414

Carlsson E, Lipton MJ, Skiöldebrand CG, Berninger WH, Redington RW (1980) Erfahrungen mit der Computertomographie bei der In-vivo-Herzdiagnostik. Radiologe 20:44–49

Caron-Poitreau C, Dauver A, Vialle M, Friess JJ, Rieux D (1981) Apport de la tomodensitométrie dans le diagnostic des suppurations abdominales. J Radiol 62/5:283–290

Casarella WJ, Knowles DM, Wolf M, Johnson PM (1978) Focal nodular hyperplasia and liver cell adenoma: radiologic and pathologic differentiation. AJR 131:393–402

Castellino R, Silverman J, Gladstein E, Blank N, Wexler L (1972) Splenic arteriography in Hodgkin's disease: a roentgenologic-pathologic study of 33 consecutive untreated patients. AJR 114:574–582

Claussen CD, Singer R (1979) Progress in the diagnosis of cranio-facial injuries and tumours by computer tomography. J Maxillofac Surg 7:210–217

Claussen CD, Rinck P, Baldauf G, Pager P (1980) Zur Differentialdiagnose von Lungenrundherden der M. Rendu-Osler-Weber, A.-V. Shunts in der Lunge. Rontgenblätter 33:355–362

Claussen CD, Wegener OH, Pfister M (1981) Pancreatic cancer – Computed tomography versus ultrasound and conventional techniques. In: Husband I (ed) CT in oncology. Churchill & Livingstone, London

Claussen CD, Linke G, Felix R, Lochner B, Weinmann HJ, Wegener OH (1982a) Bolusgeometrie und -dynamik nach intravenöser Kontrastmittelinjektion. ROEFO 137/2:212–216

Claussen CD, Banzer D, Schmiedel R, Lochner B (1982b) Diagnostik des Aortenaneurysmas. Dtsch Med Wochenschr 107/10:370–374

Claussen CD, Lochner B, Köhler D, Banzer D (1982c) Dynamische Computertomographie bei Gesichtsschädeltumoren. ROEFO 136/2: 144–150

Claussen CD, Köhler D, Schartl M, Felix R (1983a) Computertomographische und echokardiographische Diagnostik intrakardialer Raumforderungen. Fortschr Geb Rontgenstr Nuklearmed 138/3, 296–301

Claussen CD, Weinmann HJ, Schnoy N (1983b) Tierexperimentelle Studien zum Einsatz der dynamischen Computertomographie bei Lebertumoren. ROEFO 139 im Druck

Cohen Z, Seltzer SE, Dais MA, Hanson RN (1981) Iodinated starch particles: A new contrast material for computed tomography of the liver. J Comput Assist Tomogr 5/6:843–846

Cubilla AL, Fostner J, Fitzgerald PI (1978) Lymphnode involvement in carcinoma of the head of the pancreas area. Cancer 41:880–887

Dean PB (1980) Contrast media in body computed tomography: Experimental and theoretical background, present limitations, and proposals for improved diagnostic efficacy. Invest Radiol 15:164–170

Dean PB, Kormano M (1977) Intra-arterial bolus of 125 J labelled meglumine diatrizoate: Early extravascular distribution. Acta Radiol [Diagn] (Stockh) 18:425–432

Dean PB, Kivisaari L, Kormano M (1978) The diagnostic potential of contrast enhancement pharmacokinetics. Invest Radiol 13:533–540

Dean P, Violante MR, Mahowey JA (1980) Hepatic CT Contrast enhancement: Effect of dose, duration of infusion, and time elapsed following infusion. Invest Radiol 15:158–161

Dobben GD, Valvassori GE, Mafee MF, Berninger WH (1979) Evaluation of brain circulation by rapid rotational computed tomography. Radiology 133:105–111

Döhring W, Linke G (1979) Die Grundlagen der quantitativen pulmonalen Computertomographie. ROEFO 130/2:133–143

Doppman JL, Rienmüller R, Lissner J, Cyran J, Bolte HD, Strauer BE, Hellwig H (1981) Computed tomography in constrictive pericardial disease. J Comput Assist Tomogr 5 (1):1–11

Drayer BP, Heinz ER, Dujovny M, Wolfson SK, Gur D (1979) Patterns of brain perfusion: Dynamic computed tomography using intravenous contrast enhancement. J Comput Assist Tomogr 3:633–640

Dunnick NR, Ihde DC, Doppman JL, Bates HR (1980) Computed tomography in primary hepatocellular carcinoma. J Comput Assist Tomogr 4/1:59–62

Egan TJ, Neiman HL, Herman RJ, Malve SR, Sanders JH (1980) Computed tomography in the diagnosis of aortic aneurysm dissection or traumatic injury. Radiology 136:141
Elke M (1982) Kontrastmittel in der Röntgendiagnostik. Thieme, Stuttgart New York

Felix R, Lackner K, Thurn P (1980) Derzeitige und künftige Möglichkeiten des CT-Einsatzes am Herzen. Radiologe 20:50–55
Felix R, Kazner E, Wegener OH (eds) (1981) Contrast media in computed tomography. Excerpta Medica, Amsterdam
Ferruci JT, Wittenberg J, Black EB, Kirkpatrick RH, Hall DA (1979) Computed body tomography in chronic pancreatitis. Radiology 130:175–182
Fischer HW, Morris TW (1980) Possible factors in intravascular contrast media toxicity. Invest Radiol 15:232–238
Freeny PC, Vimont TR, Barnett DV (1979) Cavernous hemangioma of the liver: Ultrasonography, arteriography, and computed tomography. Radiology 132:143–148
Fretz C, Haertel M (1981) Computertomographie nach Nierentrauma. ROEFO 135/6:653–656
Friedmann G, Bücheler E, Thurn P, (Hrsg) (1981) Ganzkörper-Computertomographie. Thieme, Stuttgart
Frommhold W, Hausdörfer J (1976) Hinweise zur Behandlung von Kontrastmittelzwischenfällen. Schering, Berlin
Fuchs AB (1981) Contrast enhancement in body computerized tomography. 11th Internationales Symposium, Bern. Thieme & Stratton, Stuttgart New York
Fuchs WA, Vock P, Haertel M (1979) Pharmakokinetik intravasaler Kontrastmittel bei der Computer-Tomographie. Radiologe 19:90–93

Gado MH, Phelps ME, Coleman RE (1975) An extravascular component of contrast enhancement in cranial computed tomography, Part I, II. Radiology 117:589–597
Galanski M, Cramer RM, Drewes G (1980) Möglichkeiten der Kontrastmittelanwendung bei der Computertomographie. ROEFO 132/2:139–144
Gardeur D, Lantron J, Millard JC, Berger N, Metzger J (1980) Pharmacokinetics of contrast media: Experimental results in dog and man with CT implications. J Comput Assist Tomogr 4/2:178–185
Gazer GM, Axel L, Goldberg HI, Moss AA (1981) Dynamic CT of the normal spleen. AJR 137: 343–346
Georgi M, Weiss H, Trede M, Sager HD, Bleyl U, Mittelstaedt G von (1982) Radiologische Differentialdiagnostik zystischer Nebennierenprozesse. ROEFO 137/6:637–646
Godwin JD, Webb WR (1981) Cynamic computed tomography in the evaluation of vascular lung. Lesions. Radiology 138:629–635
Godwin JD, Herfkens RL, Skiöldebrand CG, Federle MP, Lipton MJ (1980) Evaluation of dissections and aneurysms of the thoracic aorta by conventional and dynamic CT scanning. Radiology 136:125
Godwin JD, Herfkens RJ, Skiöldebrand CG, Brundlage BH, Schiller NB, Lipton MJ (1981) Detection of intraventricular thrombi by computed tomography. Radiology 138:717–721
Gomes MN, Hakkal G, Schellinger D (1978) Ultrasonography and CT scanning. A comparative study of abdominal aortic aneurysms. Comput Tomogr 2:99
Grabbe E, Heller M (1982) Serien-Computertomographie der Leber – Möglichkeiten und Grenzen der Methode, Rontgenblätter 35:181–186
Grabbe E, Jend HH (1982) Arteriovenöse Fisteln in der Leber. ROEFO 136/4:386–390
Grabbe E, Dammann HG, Heller H (1982) Wert der Computertomographie für die Prognose der akuten Pankreatitis. ROEFO 136/5:534–537
Graen J, Döhring W, Grote W (1981) Angiographische und computertomographische Diagnostik von Aortenaneurysmen. ROEFO 134:273
Grainger RG (1981) Formulation and clinical introduction of low osmolality contrast media. Radiology 21:261–267
Greene HSN (1949) Heterologous transplantation of the brown-pearce tumor. Cancer Res 9:728–735
Gross SC, Barr J, Eyler WR, Khaja F, Goldstein S (1980) Computed tomography in dissection of the thoracic aorta. Radiology 136:135
Günther R, Kümmerle F, Beyer J, Klose K, Kuhn FB, Rückert K, Cordes U (1981) Lokalisationsdiagnostik von Inselzelltumoren durch Sonographie, Computertomographie, Arteriographie und

selektive Hormonbestimmung. Fortschr Geb Rontgenstr Nuklearmed Erganzungsbd 135/6: 657–662

Hacker H, Becker H (1977) Time controlled computed tomographic angiography. J Comput Assist Tomogr 1/4:405–409

Haertel M (1980) Das kavernöse Leberhämangiom im Computertomogramm. Fortschr Geb Rontgenstr Nuklearmed Erganzungsbd 133/4:379–381

Haertel M, Tillmann V, Fuchs WA (1979) Die akute Pankreatitis im Computertomogramm. Fortschr Geb Rontgenstr Nuklearmed Erganzungsbd 130/5:525–530

Haertel M, Zaunbauer W, Fuchs WA (1980) Die computertomographische Morphologie des Pankreaskarzinoms. ROEFO 133/1:1–5

Hamlin DJ, Burgener FA, Beecham JB (1981) CT of intramural endometrial carcinoma: Contrast enhancement is essential. AJR 137:551–554

Harris RD, Usselman JA, Vinton CV, Warmath MA (1979) Computerized tomographic diagnosis of aneurysms of the thoracic aorta. Comput Tomogr 3:879

Havron A, Davis MA, Seltzer SE, Paskins-Hurlburt AI, Hessel SI (1980) Heavy metal particulate contrast material für computed tomography of the liver. J Comput Assist Tomogr 4/5:642–648

Hayman LA, Evans RA, Hinck VC (1979) Rapid high dose (RHD) contrast cranial computed tomography – A concise review of normal anatomy. J Comput Assist Tomogr 3:147–154

Hegglin R, Rutishauser W, Kaufmann G, Luethy E, Scheu H (1962) Kreislaufdiagnostik mit der Farbstoffverdünnungsmethode. Thieme, Stuttgart

Heiberg E, Wolberson M, Sundaram M, Connors J, Susman W (1981) CT findings in thoracic aortic dissection. Am J Roentgenol 136:13

Heinz ER, Dubois P, Osborne D, Drayer B, Barrett W (1979) Dynamic computed tomography study of the brain. J Comput Assist Tomogr 3 (5):641–549

Heinz ER, Dubois PJ, Drayer BP, Hill R (1980) A preliminary investigation of the role of dynamic computed tomography in renovascular hypertension. J Comput Assist Tomogr 4/1:63–66

Heinz ER, Fram E, Johanson GA, Godwin D (1982) Dynamic scanning. In: Lissner J, Doppman JL (eds) CT'82 Internationales Computertomographie Symposium. Seefeld/Tirol 28.–30. Januar 1982. Schnetztor, Konstanz

Heller M, Gürtler KF, Grabbe E (1981a) Seriencomputertomographie. In: Friedmann G, Bücheler E, Thurn P (Hrsg) Ganzkörpercomputertomographie. Thieme, Stuttgart

Heller M, Grabbe E, Bücheler E (1981b) Serien-Computertomographie – Methodik und erste Erfahrungen. ROEFO 134/1:16–21

Heller M, Jend HH, Grabbe E, Hambüchen K (1981c) Seriencomputertomographie. Electromedica 2:68–73

Heller M, Huland H, Hagemann J, Bischoff K (1981d) Computertomographische Diagnostik von renalen und extrarenalen Komplikationen bei Nierentransplantaten – „statische" und „dynamische" Untersuchungen. Comput Tomogr 1:184–192

Heller M, Guthoff R, Hagemann J, Jend HH (1982) CT of malignant choroidal melanoma – Morphology and perfusion characteristics. Neuroradiology 23:23–30

Henegham MA, Biancaniello TM, Heidelberger E, Peterson SB, Marsh MJ, Lauterbur PC (1982) Nuclear magnetic resonance zeugmatographic imaging of the heart: Application to the study of ventricular septal defect. Radiology 143:183–186

Herman RE, Cooperman AM (1979) Current concepts in cancer. Cancer of the pancreas. N Engl J Med 301/9:482–485

Herms HJ (1978) Kontrastmittel – Anforderungen, Möglichkeiten, Risiken. Neuroradiology 16: 482–486

Heuck F, Anschütz F, Schwarzkopf HJ (1963) Ein röntgenkinematographisches Verfahren zur quantitativen Bestimmung des Blutvolumens. ROEFO 98/4:428–438

Heuck F, Vanselow K (1970) Methodik und Möglichkeiten einer densitometrischen Kreislaufanalyse. ROEFO 112/1:69–83

Heuser L, Friedmann G (1982) Technik der Kontrastmittelapplikation bei der Computertomographie des Herzens. Radiologe 22:26–31

Heuser L, Friedman CG, Mödder U (1978) Computer-tomographischer Nachweis der Aorten-Aneurysmen. Radiologe 18:482

Heuser L, Lackner K, Hauser H (1982) Validität der Computertomographie bei der Darstellung offener und verschlossener aortokoronarer Venenbrücken (ACVB). ROEFO 137/6:619–626

Hidalgo H, Korobkin M, Breiman RS, Kisslo JR (1981) CT of intracardiac tumor, AJR 137:608–609
Higgins CB, Sovak M, Schmidt W, Siemers PR (1978) Uptake of contrast materials by experimental acute myocardial infarctions: A preliminary report. Invest Radiol 13:337–339
Hindel R (1982) Probleme bei der Datenauswertung von dynamischen CT-Aufnahmen. Röntgenpraxis 35:329–331
Hosoki T, Chantani M, Mori S (1982) Dynamic computed tomography of hepatocellular carcinoma. AJR 139:1099–1106
Hounsfield GN (1973) Computerized transverse axial scanning (tomography), Part I. Description of system. Br J Radiol 46:1016–1022
Huber DJ, Lapray JF, Hessel SJ (1981) In vivo evaluation of experimental myocardial infarction by ungated CT. Am J Radiol 136:469–473
Hübener KH (1978) Computertomographische Densitometrie von Leber, Milz und Nieren bei intravenös verabreichten lebergängigen Kontrastmitteln in Bolusform. ROEFO 129:289–297
Hübener KH, Klott KJ (1980) „Statisches" und dynamisches Kontrastmittelenhancement der Körperstamm-Computertomographie. ROEFO 133/4:347–354
Hübener KH, Schmitt WGH (1979) Die computertomographische Diagnostik von Abzeßbildungen. ROEFO 130/1:53–57
Hübener KH, Kalender WA, Metzger HOFJ (1982) Fast digital recording of X-ray dilution arves: a preliminary evaluation. Radiology 145:545–547

Inamoto K, Sugiki K, Yamasaki H, Nakao N, Miura T (1980) Computed Tomography and Angiography of hepatocellular carcinoma. J Comput Assist Tomogr 4/6:832–839
Ishikawa J, Onouchi Z, Saito Y, Kitada H, Shinoda A, Ushitani K, Tabuchi M, Suzuki M (1981) Renal cortex visualization and analysis of dynamic CT curves of the kidney. J Comput Assist Tomogr 5/5:695–701
Itai Y, Nishikawa J, Tasaka A (1978) Computed tomography in the evaluation of hepatocellular carcinoma. Radiology 131:165–170
Itai Y, Araki T, Yoshikawa K, Furui S, Yashirol N, Tasaka A (1980) Computed tomography of gallbladder carcinoma. Radiology 137:713–718
Itai Y, Araki T, Furui S, Tasaka A (1981) Differential diagnosis of hepatic masses on computed tomography with paticular reference to hepatocellular carcinoma. J C omput Assist Tomogr 5/6:834–842
Itai Y, Moss AA, Goldberg HI (1982a) Transient hepatic attenuation difference of lobar or segmental distribution detected by dynamic computed tomography. Radiology 144:835–839
Itai Y, Araki T, Tasaka T, Maruyama M (1982b) Computed tomographic appearance of resectable pancreatic carcinoma. Radiology 143:719–726
Itzchak Y, Groszmann RJ, Glickman MG (1978) The effect of hepatic arterial injection of contrast medium, blood, and saline on hepatic artery flow. Invest Radiol 6:528–532

Johnson CM, Sheedy PF, Stanson AW, Stephens DH, Haltery RR, Adson MA (1981) Computed tomography and angiography of cavernous hemangiomas of the liver. Radiology 138:115–121
Johnson GA, Godwin JO, Fram EV (1982) Gated multiplanar cardiac computed tomography. Radiology 145:195–197

Kahl FR, Wolfman NT, Watts LE (1981) Evaluation of aortocoronary bypass graft status by computed tomography. Am J Cardiol 48:304–310
Kalender WA (1981) Current CT Technology for Dynamic CT Application: Limitations and future perspectives. Dynamic Body-CT-Scanning in Europe, Tübingen 30.–31.10.1981, CT-Sonographie 2:96–107
Kirkpatrick JB (1978) The blood-brain-barrier. Its role in contrast studies. Comput Tomogr 2:189–196
Kirschner H, Burmester U, Stringaris K (1977) CT-Tomometrie Teil 2: Diagnostik jodhaltiger Kontrastmittel. Strahlentherapie 153:616–619
Kirschner H, Krempl A, Poppe H (1981) Die Häufigkeit von Nebenwirkungen während der zweiphasigen Bolusperfusion und der einphasigen Bolusinjektion eines renalen Röntgenkontrastmittels in der abdominellen Computertomographie. Comput Tomogr 1:155–171
Kivisaari L, Kormano M, Rantakouko V (1979) Contrast enhancement of the pancreas in computed tomography. J Comput Assist Tomogr 3:722–726

Kleinhaus U, Goldsher D, Kaftori JK (1982) Computed tomographic diagnosis of abdominal abscesses. Radiologe 22:230–234

Knoefel PK, Kraft RP, Knight RD, Moore SK (1974) Sodium versus meglumine diatrizoate in excretory urography. Invest Radiol 9:117

König R, Herter M (1983) Zur Differentialdiagnostik benigner intrahepatischer Raumforderungen. ROEFO 138/1:1–7

Kormano MJ (1981) Kinetics of contrast media after bolus injection and infusion. In: Felix R, Kazner E, Wegener OH (eds) Contrast media in computed tomography. Excerpta Medica, Amsterdam, pp 39–45

Kormano M, Dean PB (1976) Extravascular contrast material: The major component of contrast enhancement. Radiology 121:379–382

Korobkin M, Kressel HY, Moss AA, Koehler RE (1978) Computed tomographic angiography of the body. Radiology 126:807–811

Kreel L, Haertel M, Katz D (1977) Computed tomography of the normal pancreas. J Comput Ass Tomogr 1:290–299

Kruger RA, Anderson RE, Koehler PR, Nelson JA, Sorenson JA, Morgan T (1981) Method for the non-invasive evaluation of cardiovascular dynamics using a digital radiographic divise. Radiology 139:301–305

Lackner K, Thurn P (1980) EKG-gesteuerte Kardiocomputertomographie. ROEFO 132/2:164–169

Lackner K, Thurn P (1981) Computed tomography of the heart: ECG-gated and continous scans. Radiology 140:413–420

Lackner K, Frommhold H, Thurn P (1979) Vergleich der Gefäßdarstellungen in Abdomen und Retroperitonealraum mit Computertomographie und Ultraschall. ROEFO 131:479

Lackner K, Thurn P, Orrdano L, Schuppen V, Simon H, Kirchhoff PG (1980) Der aortokoronare Bypass im CT. ROEFO 133/5:459–464

Lackner K, Hahn N, Reske SN, Eichelkraut W, Thurn P (1982) Der experimentelle Myokardinfarkt im Computertomogramm. ROEFO 137/2:152–161

Ladurner G (1978) Die Bestimmung des zerebralen Blutvolumens mit der Computertomographie in grauer und weißer Substanz. Fortschr Neurol Psychiatr 46:369–381

Ladurner G, Zilkha E, Sager WD, Iliff LD, Lechner H, Du Boulay GH (1979) Measurement of regional cerebral blood volume using the EMI 1010 scanner. Br J Radiol 52:371–374

Lagemann K (1976) Pharmakokinetik angiographischer Kontrastmittel unter besonderer Berücksichtigung des extravasalen Raumes. ROEFO 124/1:69–75

Lalli AF, Greenstreet R (1981) Reactions to contrast media: Testing the CNS Hypothesis. Radiology 138:47–49

Lange S, Steinhoff H, Avilés C, Kazner E, Grumme T (1979) Kontrastmittelkinetik in zerebralen Tumoren. ROEFO 130/6:666–669

Larde D, Belloir C, Vasile N, Frija J, Ferrane J (1980) Computed tomography of aortic dissection. Radiology 136:147

Lasser EC (1981) New aspects of contrast media reactions: Considerations, etiology, and prophylaxis. In: Relix R, Kazner E, Wegener OH (eds) Contrast media in computed tomography. Excerpta Medica, Amsterdam, pp. 49

Lasser EC, Lang JH, Hamblin AE, Lyon SG, Howard M (1980) Activation systems in contrast idiosyncrasy. Invest Radiol 15:52–55

Lipton JJ, Higgins CB (1980) Evaluation of ischemic heart diseases by computed tomography. Radiol Clin North Am 18/3:557–575

Lochner B, Claussen CD, Christ F, Brandt H (1982) Computertomographische Diagnostik von Ovarialtumoren. Strahlentherapie 158:659–662

Lochner B, Loddenkemper R, Claussen CD, Wegener OH (1983) Thorakoskopische und Computertomographische Befunde beim Pleuramesotheliom. ROEFO 138

Love L, Churchill R, Reynes C, Schuster GA, Moncada R, Berkow A (1979) Computed tomography staging of renal carcinoma. Urol Radiol 1:3–10

Majewski A, Hendrickx P, Brölsch C, Wiese H (1983) Computertomographische Densitometrie primärer Lebertumoren. ROEFO 138/1:8–14

Marchal G, Baert AL, Wilms G (1979) Intravenous pancreaticography in computed tomography. J Comput Assist Tomogr 3/6:727–732

Marchal G, Baert AL, Wilms BE (1980a) CT of noncystic liver lesions: Bolus enhancement. AJR 135:57–65

Marchal G, Wilms G, Baert A, Ponette E (1980b) Applications of specific vascular opacification in CT of the upper abdomen. ROEFO 132/1:45–48

Marks WM, Jacobs RP, Goodman PC, Lim RC (1979) Hepatocellular carcinoma: clinical and angiographic findings and predictability for surgical resection. AJR 132:7–11

Mauro MA, Wadsworth DE, Stanley RJ, McClennan BL (1982) Renal cell carcinoma: Angiography in the CT-Era. AJR 139:1135–1138

Meaney TF, Randkivi U, McIntyre WJ, Gallagher JH, Haaga JR, Havrilla TR, Reich NE (1980) Detection of low-contrast lesions in computed body tomography: An experimental study of simulated lesions. Radiology 134:149–154

Mödder U, Friedmann G, Rosenberger J (1981) Wert der Angio-CT für Stadieneinteilung, Verlaufsbeobachtung und Therapie bei akuter Pankreatitis. ROEFO 134/1:22–27

Moss AA, Schrumpf J, Schnyder P, Korobkin M, Shimshak RR (1979) Computed tomography of focal hepatic lesions: a blind clinical evaluation of the effect of contrast enhancement. Radiology 131:427–430

Moss AA, Dean PB, Goldberg HJ (1982) Dynamic CT of hepatic masses with intravenous and intraarterial contrast material. AJR 138:847–852

Müller HA, van Kaick G, Schaaf J, Lüllig H, Vogt-Moykopf I, Delphendahl A (1981) Präoperatives Stagung des Bronchialkarzinoms: Wertigkeit der Computertomographie im Vergleich zur konventionellen Radiologie. ROEFO 134/6:601–607

Mützel W (1981a) Properties of conventional contrast media. In: Felix R, Kazner E, Wegener OH (eds) Contrast media in computed tomography. Excerpta Medica, Amsterdam, pp 19–26

Mützel W (1981b) Distribution dynamics of contrast media. Dynamic body CT-scanning in Europe. Tübingen, 30.–31. 10. 1981, CT-Sonographie 2:96–107

Nair CK, Sketch MH, Mahoney PD, Lynch JD, Mouss AN, Kenney NP (1981) Detection of left ventricular thrombi by computerized tomography. Br Heart J 45:535–541

Newell JD, Higgins CB, Abraham JL, Kelley MJ, Schmidt WS, Haigler F (1980) Computerized tomographic appearance of evolving myocardial infarctions. Invest Radiol 15:207–214

Newhouse JH, Murphy RX (1981) Tissue distribution of soluble contrast: Effect of dose variation and chances with time. AJR 136:463–467

Nishikawa J, Itai Y, Tasaka A (1981) Lobar attenuation of the liver on computed tomography. Radiology 141:725–728

Norman D, Stevens EA, Wing SD, Levin V, Newton TH (1978) Quantitative aspects of contrast enhancement in cranial computed tomography. Radiology 129:683–688

Norman D, Axel L, Berninger WH, Edwards MS, Cann CE, Redington RW, Cox L (1981) Dynamic computed tomography of the brain: Techniques, data analysis, and applications. AJR 136: 759–770

Ono N, Martinez CR, Fara JW, Hodges FJ (1980) Diatrizoate distribution in dogs as a function of administration rate and time following intravenous injection. J Comput Assist Tomogr 4:174–177

Pedrosa CS, Casnova R, Lezana AH, Fernandez MC (1981) Computed tomography in obstructive jaundice, Part II. Radiology 139:635–645

Piekarski J, Goldberg HI, Royal SA, Axel L, Moss AA (1980a) Difference between liever and spleen CT numbers in the normal adult: its usefulness in predicting the presence of diffuse liver disease. Radiology 137:727–729

Piekarski J, Federle M, Moss A, London S (1980b) Computed tomography of the spleen. Radiology 135:683–689

Prando A, Wallce S, Bernardino ME, Lindell MM (1979) Computed tomographic arteriography of the liver. Radiology 130:697–701

Pullicino P, Kendall BE (1980) Contrast enhancement in ischaemie lesions I. Relationship to prognosis. Neuroradiology 19:235–239

Rienmüller R, Lissner J, Kment A et al (1982) Das enddiastolische Volumen des linken Ventrikels in der Computertomographie im Vergleich zur Herzkatheterventrikulographie. Comput Tomogr 1:62–67

Ring J (1979) Die Problematik der Kontrastmittelüberempfindlichkeit. Dtsch Med Wochenschr 104:517–524

Rogers JV, Mack LA, Freeny PC, Johnson ML, Sones PJ (1981) Hepativ focal nodular hyperplasia: Angiography, CT, sonography, and scintigraphy. AJR 137:983–990

Rohde U, Steinbrich W, Friedmann G (1982) Computertomographie der Ovarialtumoren – Fortschritte in der Diagnostik. Radiologe 22:146

Rossi P, Rovighi L, Tipaldi L, Bompiari C, Simonetti G (1981) High contrast enhancement of the liver in CT by repeated doses of contrast medium. Eur J Radiol 1:126–131

Sager WD, Stöffler F, Ladurner G, zur Nedden D, Hammer B (1982) Statische und dynamische Kontrastmittelverwendung in der cranialen Computertomographie. In: Lissner J, Doppman JL (Hrsg) CT'82 Internationales Computertomographie Symposium. Seefeld/Tirol 28.–30. Januar 1982. Schnetztor, Konstanz

Schad N, Schepke P, Rohde U, Schepke H, Schmid V (1981) Timing of exposure in angiographic computed tomography. Cardiovasc Intervent Radiol 4:59–65

Schatz M, Patterson R, Orourke J, Nickelsen J, Northup C (1975) The administration of radiographic contrast media to patients with a history of previous reaction. J Allerg Clin Immunol 55:358–366

Scheid KF, Lissner J, Blaha H, Gebauer A (1981) Densitometrische Analyse pulmonaler Rundherde im Computertomogramm. ROEFO 134/4:357–363

Scherer V, Lissner J, Brall B, Eisenburg J, Zrenner M, Schildberg FW (1979) Computertomographie der Leber. ROEFO 130/5:531–535

Schittenhelm R, Schwierz G (1981) Technik und Bildaufbau. In: Friedmann G, Bückeler E, Thurn P (Hrsg) Ganzkörpercomputertomographie. Thieme, Stuttgart, S 1–39

Schröder J, Keller H, Terwey B, Mittmann V (1981) Hämodynamische Effekte der intraarteriellen Kontrastmittelinjektion. ROEFO 135, 2:143–151

Schultz E, Felix R (1978) I. Phantommessungen zum räumlichen Auflösungsvermögen und zum Partial-Volume-Effect bei der Computertomographie. Fortschr Geb Rontgenstr Nuklearmed 129/6:673–678

Schultz E, Lackner K (1981) Die Auswirkung von Strahlenschwächung und Strahlenaufhärtung auf die gemessenen CT-Werte. Comput Tomogr 1:83–88

Schultz E, Felix R, Lackner K, Bergeder HD, Thurn P (1979) II. Räumliches Auflösungsvermögen, Dichteauflösung und Partial-Volume-Effekt bei kugelförmigen Objekten verschiedenen Durchmessers. ROEFO 130/4:479–486

Selzer A, Dunlap RW, Wray HW, Russel J (1968) A critical appraisal of the circulation time test. Arch Intern Med 122:491–495

Sheedy PF, Stephens DH, Hattery RR, MacCarty RL (1977) Computed tomography in the evaluation of patients with suspected carcinoma of the pancreas. Radiology 124:731–737

Shehadi WH (1975) Adverse reactions to intravasculary administered contrast media. AJR 124: 145–152

Shehadi WH, Toniolo G (1980) Adverse reactions to contrast media. Radiology 137:299–302

Sommer B, Doppman JL, Stelter W, Mayr M, Rienmüller R, Lissner J (1981) Der diagnostische Stellenwert der Computertomographie bei mediastinalen Erkrankungen in Abhängigkeit von deren Lokalisation. Comput Tomogr 1:35–42

Speck V, Nagel R, Leistenschneider W, Mützel W (1977) Pharmakokinetik und Biotransformation neuer Röntgenkontrastmittel für die Uro- und Angiographie beim Patienten. ROEFO 127/3: 270–274

Stieve FE, Schmidt T (1981) Strahlenexposition und Strahlenschutz bei der Computertomographie. Rontgenpraxis 34:87–97

Sutton P, Al-Kutoubi MA, Lipkin DP (1982) Left atrial myxoma diagnosed by computerized tomography. Br J Radiol 55:81–84

Tada S, Fukuda K, Aoyagi Y, Hareda J (1980) CT of abdominal malignancies: Dynamic approach. AJR 135:455–461

Taenzer V, Albrecht A, Clauß W, Held J (1981) Natrium- oder Methylglukaminsalze der Kontrastmittel für die Infusionsurographie? Radiologe 21:288–290

Thomas JL, Bernardino ME, Vermess M et al. (1982) EOE-13 in the detection of hepatosplenic lymphoma. Radiology 145:629–634

Tomoda H, Mitsumoto H, Furuya H, Shotsu, A, Outaki M, Matsuyama S (1981) Evaluation of left ventricular thrombus with computed tomography. Am J Cardiol 48:573–577

Traupe H, Heiss WD, Hoeffken W, Zülch KJ (1979) Hyperperfusion and enhancement in dynamic computed tomography of ischemic stroke patients. J Comput Assist Tomogr 3:629–632

Traupe H, Heiss WD, Hoeffken W, Zülch KJ (1980) Perfusion patterns in CT transit studies. Neuroradiology 19:181–191

Treugut H, Nyman U, Hildell J (1980) Sequenz-CT: Frühe Dichteveränderungen der gesunden Niere nach Kontrastmittelapplikation. Radiologe 20:558–562

Treugut H, Nyman U, Hildell J, Molde A (1981a) Funktionskontrolle des Nierentransplantats durch Sequenz-CT – Erste Ergebnisse. ROEFO 135/2:133–142

Treugut H, Andersson I, Hildell J, Nyman U, Weibull H (1981b) Diagnostik renaler Perfussionsstörungen durch Sequenz-CT. ROEFO 135/4:381–388

Tschakert H (1980) Zeitlicher Ablauf des Dichteverhaltens von Lebermetastasen nach Kontrastmittelgabe. ROEFO 133/2:171–176

Vermess M, Adamson RH, Doppman JL, Girton M (1977) Computed tomographic demonstration of hepatic tumor with the aid of intravenous iodinated fat emulsion. Radiology 125:711–715

Vermess M, Chattery DC, Doppman JL, Grimes G, Adamson RH (1979) Development and experimental evaluation of a contrast medium for computed tomographic examination of the liver and spleen. J Comput Assist Tomogr 3/1:25–31

Violante MR, Dean PB (1980) Improved detectability of VX2 Carcinoma in the rabbit liver with contrast cnhancement in computed tomography. Radiology 134:237–239

Vock P, Tillmann U, Fuchs WA (1981) Computertomographie des Mediastinums. Radiologe 21: 330–336

Walter E, Hübener KH (1980) Computertomographische Charakteristika raumfordernder Prozesse im vorderen Mediastinum und ihre Differentialdiagnose. ROEFO 133/4:391–400

Watanabe TJ, LaMasters D, Turski PA, Newton TH (1982) Contrast enhancement of the normal orbit. In: Felix R, Kazner E, Wegener OH (eds) Contrast media in computed tomography. International Workshop Berlin, January 1981, Excerpta Medica, Amsterdam

Wegener OH (1980a) Kontrastmittel in der Computertomographie. Schering, Berlin

Wegner OH (1980b) Artefakte in der Computertomographie. ROEFO 132/6:643–651

Wegener OH (1981) Ganzkörpercomputertomographie. Karger, München

Wegener OH, Claussen CD (1981) Contrast media in computed tomography of the mediastinum and the lung. In: Felix R, Kazner E, Wegener OH (eds) Contrast media in computed tomography. Excerpta Medica, Amsterdam, pp 214–221

Wegener OH, Mützel W, Souchon R (1980) Contrast media for computer tomography of the liver. Acta Radiol [Diagn] (Stockh) 21:239–247

Weinmann HJ, Mützel W, Souchon R, Wegener OH (1981) Experimental water-soluble contrast media for Computed Tomography of the liver. In: Felix R, Kazner E, Wegener OH (eds) Contrast media in computed tomography. Excerpta Medica, Amsterdam, pp 95–100

Wende S, Speck U (1981) Das Kontrastmittel-Risiko bei der Computertomographie. Radiologe 21:268–273

Weymann PJ, McClennan BL, Stanley RJ, Levitt RG, Sagel SS (1980) Comparison of Computed tomography and angiography in the evaluation of renal cell carcinoma. Radiology 137:417–424

Wing DS, Anderson E, Osborn AG (1980) Dynamic cranial computed tomography. Preliminary results. Am J Roentgenol 134:941–945

Wing SD, Anderson RE, Osborn AG (1982) Cranial computed angiotomography. Radiology 143:103–107

Winkler EA (1981) Zur Problematik der angiographischen Differentialdiagnose zwischen Hypernephrom, Angiomyolipom und Nierenbeckenkarzinom. Röntgenblatter 34:133–138

Witten DM, Hirsch FD, Hartman GW (1973) Acute reactions to urographic contrast medium; incidence, clinical characteristics and relationship to history of hypersensitivity states. AJR 119:832–840

Young SW, Turner RJ, Castellino RA (1980a) A strategy for the contrast enhancement of malignant tumors using dynamic computed tomography and intravascular pharmacokinetics. Radiology 137:137–147

Young SW, Noon MA, Nassi M, Castellino RA (1980b) Dynamic computed tomography body scanning. J Comput Assist Tomogr 4/7:168–173
Young SW, Muller H, Marincek B (1981a) Contrast enhancement of malignant tumors after intravenous polyvinylpyrrolidone with metallic salts as determined by computed tomography. Radiology 138:97–105
Young SW, Noon MA, Marincek B (1981b) Dynamic Computed Tomography time-density study of normal human tissue after intravenous contrast administration. Invest Radiol 16:36–39

Zoneveld FW (1980) Computed tomography. Philips, Eindhoven

Sachverzeichnis

Die Radiologische Klinik

Atlas of Pathological Computer Tomography

Volume 1
A. Wackenheim, L. Jeanmart, A. L. Baert
Craniocerebral Computer Tomography

Confrontations with Neuropathology
With collaboration of D. Baleriaux, D. Crolla, J. Dietemann, R. Dom,
J. Flament, N. Heldt, Y. Palmers, J. Termote
1980. 112 figures in 498 separate illustrations. X, 130 pages. DM 198,-
ISBN 3-540-09879-8

Contents: Malformations. - Infections. - Hematomas. - Ischemias. -
Atrophies. - Gliomas. - Metastases. - Tumor of the Pituitary Area. - Reticu-
losarcomas. - Ependymomas. - Pinealomas. - Meningiomas. - References.

This volume is the first in a three-part work on the use of computer tomography for examining pathologic morphology in the human cranio-cerebral
and trunk regions. Intended primarily as a teaching manual, the examples it
contains were chosen for their didactic excellence from studies made at the
Universities of Strassbourg, Brussels and Louvain.
In this volume, anatomic and CT data on neuropathologic morphology are
compared in atlas form. Various types of lesions are covered, providing a
striking demonstration of the effectiveness of CT as an examination tool.

Volume 2
A. L. Baert, A. Wackenheim, L. Jeanmart
Abdominal Computer Tomography

With collaboration of G. Marchal, G. Wilms
1980. 315 figures in 585 separate illustrations. XI, 185 pages. DM 198,-
ISBN 3-540-10093-8

Contents: Introduction. - Kidney. - Adrenals. - Retroperitoneum. - Pelvis. -
Abdominal Cavity and Abdominal Wall. - Liver. - Gall Bladder and Biliary
Tract. - Pancreas. - Spleen. - Subject Index.

This atlas is the product of years of clinical experience and is based on over
5000 abdominal examinations performed with a fourth-generation, two-
second scanner.
More than 500 illustrations serve to demonstrate the usefulness of computer
tomography in providing a detailed survey of normal transverse anatomy in
vivo, of its normal variants, and of a wide range of pathological conditions in
abdominal organs. Emphasis is placed on the possibilities of differential tissue
enhancement by combining short scan times, sequential scanning and fast
intravenous bolus administration of iodinated contrast medium. The atlas will
be invaluable both for users of slower, second-generation scanners and for the
increasing number of users of newer, high-speed equipment. Without doubt
it is a mile-stone in diagnostic radiology of the abdomen.

Volume 3
L. Jeanmart, A. L. Baert, A. Wackenheim
Computer Tomography of Neck, Chest, Spine, and Limbs

1983. 333 figures in 545 separate illustrations. Approx. 210 pages.
Cloth DM 220,-. ISBN 3-540-11439-4

Contents: Neck. - Lungs. - Pleura and Thoracic Wall. - Mediastinum. -
Spine. - Musculoskeletal System: Girdles and Limbs. - Myopathies. - Subject Index.

Volume 3 finishes this successful series edited by Baert, Jeanmart and
Wackenheim. It covers the muscular-skeletal system and the chest. The rea-
der will find a wealth of information about how CT improves the diagnosis in
cardiovascular radiology, orthopedics and neuroradiology.
The authors illustrate with numerous figures how to interpret CT findings on
pathological abnormalities in the lungs, the mediastinum and pleura. In the
orthopedic sections the practitioner will welcome the vast amount of information on morphological as well as traumatic malformations. This part also pre-
sents some new data on how to improve the medical assessment of the condi-
tion of limb joints.
The book is a synopsis for all radiologists who use CT or have to interpret CT
findings.

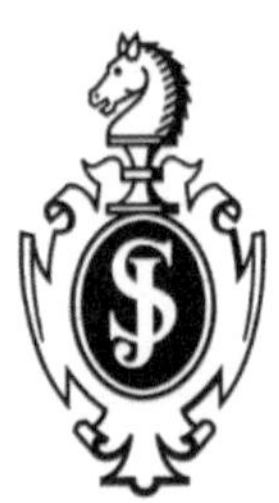

Springer-Verlag
Berlin
Heidelberg
New York
Tokyo